U0002494

老中醫給孩子的
體質調養書

顧好喉嚨不感冒，
營養配餐、穴位按摩這樣做

國家級名老中醫
徐榮謙 著

前言

我在兒科看了三十多年的病，打從心裡喜愛孩子，看到平時活潑可愛的孩子病懨懨的來找我，就覺得很難受。小孩生病了，整個人看起來精神很差，臉色也不好，看起來可憐兮兮，但仔細診查，往往得的都不是什麼大病，80％以上，都是感冒、積食、咳嗽這些。

雖說都是小病，但對每個家庭來說都是「大事」，孩子上吐下瀉，發燒不退，爸爸媽媽著急得不行。我很能理解家長的心情，看著小寶貝難受的樣子，肯定心疼，但我還是忍不住要說家長幾句，很多時候，孩子的病，就是家長養育不當，護理不好造成的。

我常說，孩子和大人不一樣，孩子就像初生的幼苗，非常嬌嫩，五臟六腑都還沒長好，不能隨意對待，育兒得精心。我這麼說有些家長覺得刺耳，說我們孩子養得很精細呀，吃好的，穿好的，什麼都用最貴的。這我相信，現在的孩子都是家裡的寶貝，家長都盡可能給孩子提供好的條件。但育兒可不是那麼簡單的事，不是都用最貴的就好。要想把孩子身體養好，少生病，生了病好得快，得瞭解自己的孩子，從孩子的臟腑特點入手，用心呵護。

按中醫的說法，兒童脾常不足，肺尤嬌，這兩個臟器屬於孩子健康方面的「弱點」。因為要生長發育，需要攝取很多營養，而負責消化吸收的脾臟還沒有發育完全，就有些力不從心，顯得「不足」，如果在餵養方面不注意，那孩子很容易就會厭食、積食、消化不良。小孩臟腑嬌嫩，肺尤其嬌氣，稍微護理不到位，感染外邪，就會感冒。所以絕大多數來看病的孩子都是感冒、積食、咳嗽這些因為脾和肺沒護理好而鬧的病。

雖然我是醫生，但我不希望在醫院裡見到這些孩子，他們生病了我看著心裡難受不說，也擔心醫院這個環境會讓孩子交叉感染，小病變成大病。所以，我就有心多給家長講一講育兒的道理，希望能讓孩子少生病，或者生了小病能在家護理好，不用總往醫院跑。這樣孩子舒服，家長也省心。

但是在門診時間太緊張，我沒空把這些經驗、道理說清楚，而且來找我看病的孩子終歸有限。正好出版社的編輯找我來寫這本書，我就想把我的一些育兒經驗和大家分享一下，希望孩子們都能顧好喉嚨不感冒，健康成長。

徐榮謙　編者

目　錄

第1章 孩子感冒、咳嗽、積食，都是脾虛、肺虛惹的禍

第2章 孩子吃喝有講究，食物健脾最相宜

第3章 藥食同源，白色食物最宜養肺

第4章 捏捏揉揉健脾胃，按對穴位勝補藥

養好脾和肺，孩子不生病

脾、肺功能與兒童生長發育息息相關

脾為後天之本，氣血生化之源

凡是對中醫感興趣的人都知道，腎為先天之本，脾為後天之本。先天充足要靠父母的給予，一出生就已經決定。而後天的養護補足則有賴於脾對營養物質的吸收、運輸和代謝。所以說，脾為氣血生化之源，為後天之本。兒童生長發育是否良好，與脾功能關係密切。

脾主運化。中醫講的脾主運化，主要表現在「運化水穀精微」和「運化水濕」兩方面。水穀精微就是食物中的營養物質。孩子吃的飯，要在脾的作用下消化、吸收，再輸送到全身各處。如果脾功能健旺，孩子吃飯香，消化好，自然身體壯實。反之，如果脾功能差，就算吃再多有營養的食物，孩子也無法消化，更得不到足夠的營養補充。

運化水濕是指脾參與水液的代謝，如果脾虛，水濕運化功能失常，孩子會患很多病症，比如水濕停在肺，就會咳嗽、咳痰；停在腸道，就會腹瀉，生長發育也會受到影響。

脾主統血。脾還有攝血、生血的作用，一方面，脾能夠統攝和控制血液在血管中正常運行，防止血液溢於脈外；另一方面，脾可以化生血液，也就是把食物中的營養物質轉化為血液。如果孩子脾虛，必定會血虛，按照西醫的說法，就是患上營養不良性貧血。貧血對於兒童生長發育影響很大，會導致孩子體格、智力發育遲緩。

脾益宗氣。水穀精氣與吸入的大氣結合，會形成人體的宗氣。宗氣與人的聲音、言語、呼吸、氣血運行相關。脾具有運化水穀精微的功能，因而能夠益宗氣。脾功能良好的孩子，往往聲音洪亮，說話底氣足，手腳也都是暖暖的，這都是宗氣足的表現。

脾主肌肉。《素問．痿論》中說「脾主身之肌肉」。孩子的體格發育，離不開脾的貢獻。脾氣健旺，營養來源充足，則孩子肌肉結實，長得壯。我們常說，這孩子長得真「瓷實」，說的就是那些脾功能良好的孩子。相反，脾虛的孩子不是像豆芽菜，沒肌肉；就是雖然胖，但很虛。

脾開竅於舌。脾與味覺有著密切關係。孩子脾功能正常，則味覺正常，吃什麼都有滋味，食欲好，吃飯香，身體就好。而脾功能失常，則味覺也會變化，吃什麼都食之無味，或是覺得有怪味，自然也就沒什麼食欲，吃不下飯，孩子的身體怎麼會好呢！

肺為水之上源，主一身之氣

在人體五臟中，肺的位置最高，被稱為「華蓋」，又稱為「水上之源」。《黃帝內經》中有「飲入於胃，遊溢精氣，上輸於脾，脾氣散精，上歸於肺，通調水道，下輸膀胱，水精四布，五經並行」的說法。意思是由脾運化的精氣，必須先輸送到肺，肺再將津液像雨露一樣灑遍全身，才能薰蒸肌膚、充盈五臟、潤澤皮毛，布敷各處。肺還主一身之氣，負責調節全身各臟腑之氣的運行。肺功能好的孩子，身體健壯，不易生病。

肺主氣。《素問》說「天氣通於肺」「諸氣者，皆屬於肺」。無論在中醫學還是西醫學中，肺首先是呼吸器官，負責吸入清氣（氧氣），呼出濁氣（二氧化碳）。肺所負責的氣體交換，是一切生命活動的基礎，對兒童生長發育的重要性不言而喻。

與脾運化的水穀精氣配合，肺吸入的大氣也參與了宗氣的形成。宗氣積於胸中，貫注心肺，輸布全身，濡養臟腑。孩子各個器官的發育與生理功能的發揮，有賴於宗氣的維持。

肺主宣肅。宣肅是宣發、肅降的簡稱。宣發有散佈、發散的意思，是指肺將宗氣、血液、津液輸散到全身各處的功能。《靈樞》中說「上焦開發，宣五穀味，熏膚，充身，澤毛」。「上焦開發」就是指肺的宣發功能。孩子的身體發育，大到臟腑、經絡，小到皮膚、毛髮，都離不開肺所宣發的精氣的濡養。肅降則是清肅下降的意思。氣機以下降為順，肺氣肅降，呼氣才能平穩，才能將痰濕、風寒等內邪、外邪清除出去，孩子才不容易感冒、咳嗽，才能健康成長。

肺主行水。因為肺具有宣肅功能，所以能夠通調水道。水道是指水液代謝的途徑，比如呼氣、汗液的蒸發、尿液的排泄等。通過肺的宣發作用，能夠將津液宣散在全身和體表，通過肺的肅降作用，能夠控制水液的排出，如出汗、排尿等。肺功能健全的孩子，水道通達，身體健康；而肺虛的孩子，水道不通，經常會出現鼻塞、咳嗽、咳痰等症。

肺主治節。在中醫學中，人體的五臟六腑都有自己的「官位」。比如，心為君主之官，肝為將軍之官，脾為倉廩之官，而肺則是相傅之官。也就是說，如果人體是一個王國，心臟就是君王，肝臟是大將軍，脾臟是管糧倉的，而肺則是丞相。那麼肺的地位，就是一臟（心臟）之下，餘臟之上，對於生命活動的重要性，是僅次於心臟的。《黃帝內經》中說「肺者，相傅之官，治節出焉」。治節就是治理、調節的意思，這句話的意思是肺像丞相一樣，輔助心臟治理、調節全身的氣、血、津液，以及五臟六腑的功能。肺這個丞相做得好，則五臟六腑「各司其職」，身體「國泰民安」，生長發育正常，不容易被外邪侵犯。而肺虛，則丞相無能，五臟六腑各自為政，國家大亂，身體狀況必然也是一團糟，易被外邪侵襲。

肺主皮毛。皮毛包括皮膚、肌肉、毛髮、毛孔等，覆蓋在人體表面，是人體抵禦外邪的屏障。肺氣充足的孩子，肌膚潤澤，肌表固密，毛孔開合正常，體溫調節能力強，對外邪的抵抗力強，不容易生病；而肺虛的孩子，不僅容易被外邪侵犯而經常生病，而且皮膚乾燥、頭髮乾枯，一副營養不良的樣子。

脾肺嬌氣，常成為外邪的「突破點」

脾常不足

兒童臟腑嬌嫩，明代著名兒科醫家萬全認為兒童五臟「肝有餘，脾常不足，腎常虛，心熱為火同肝論，嬌嫩肺遭傷不易癒」。兒童脾不足，並不是一種病理現象，而是一種生理狀態，是指孩子身體發育尚未完善，脾的形質和功能尚未成熟，而孩子生長發育對營養物質的需求又相較成年人更多，這就使脾功能顯得更加不足。換句話說，即使是健康的孩子，脾功能也是臟腑功能中相對薄弱的環節。而稍有餵養、調理不當，「常不足」的生理特點，很容易使孩子走向「脾虛」的病理階段。

日常生活中很多因素會影響脾功能，傷害孩子稚嫩的脾臟，造成脾虛。孩子脾胃受損，會出現厭食、積食等一系列脾胃病，進一步發展，會影響全身氣血津液的化生和氣機升降，導致全身多種疾病的發生。

飲食不當傷脾。明代醫家虞傳在《醫學正傳》中說「初致病之由，多因縱恣口腹」。孩子的病，多半是吃出來的。現在的家長，恨不得把最好的東西都塞給孩子，要求孩子多吃高營養的食物，總怕孩子餓著，能多餵一口就多餵一口。這樣很容易導致孩子飲食過量，脾胃負擔過重，久而久之，就會損傷脾胃，形成積滯。

現在很多孩子偏食、挑食，這也是非常傷脾的。各種食物含有的營養素不同，偏好某一種或某幾種食物，會導致某些營養素攝入過多，而其他營養素攝入不足。時間長了，攝入過多的營養素會成為負擔，阻滯脾氣；而攝入不足的部份，久而久之，又會造成脾氣虛弱，營養不良。

外感六淫傷脾。風、寒、暑、濕、燥、火是自然界六種不同的氣候變化，正常情況下稱為「六氣」，是萬物生長的必備條件。當六氣變化失常，太過或不及，就成為致病因素，稱為「六淫」。

孩子感染風邪，容易引起厭食、嘔吐、腹脹等症狀。寒邪會損傷脾陽，導致胃寒、呃逆等症狀。大家可能聽說過「苦夏」的說法，說孩子每到夏天就胃口不好，人也瘦了很多，這就是暑邪導致的。濕邪會阻滯脾氣，孩子會出現腹脹、食欲缺乏、口中黏膩等症狀。燥邪能耗傷津液，使脾胃失去濡養，導致孩子進食少、大便乾燥。

情志失調傷脾。「脾藏意」「意志和，則精神專注，魂魄不散，悔怒不起，五臟不受邪」。如果憂思傷脾，脾氣鬱結，就會生病。家長往往很注重孩子的身體健康，而忽略了孩子的心理健康，甚至認為，孩子這麼小，什麼也不懂。其實，就算是嬰兒，也有自己的喜怒哀樂，自己的情感、思想，只不過大人不能全部瞭解罷了。悲傷、驚恐的情緒，特別傷害孩子的脾胃，容易造成胃痛、噯氣、噁心、腹瀉等症狀。

肺尤嬌

肺質地疏鬆，「虛如蜂巢」，在五臟中最為嬌嫩，而兒童屬於稚陰稚陽之體，肺臟更為嬌嫩。另外，脾為肺之母，兒童脾常不足，肺也就更不足了。《醫學源流論》中說「肺為嬌臟，寒熱皆所不宜」。意思是說，肺十分嬌嫩，既受不了凍也受不了熱。所以，肺臟很容易被外邪侵害，導致孩子生病。生活中有很多因素都會損傷孩子稚嫩的肺臟，導致肺虛，進而出現感冒、咳嗽等一系列肺系常見病，甚至出現肺炎、哮喘等重病、難治病。

外邪傷肺。風為百病之長，風邪可以單獨侵犯肺臟，也可以聯合寒、濕、暑、燥諸邪一同危害孩子的健康。孩子感染風寒，就會出現鼻塞、流鼻水、頭痛、咳嗽、咳痰等一系列感冒症狀。夏天，自然界溫度高、雨水多、濕熱重，暑濕最容易侵犯孩子的肺臟。這個時候，孩子最容易患肺炎、支氣管炎、扁桃體炎、咽喉炎等。秋天燥邪當道，極易灼傷肺臟，造成孩子皮膚乾燥、口唇發乾、大便秘結。

痰飲傷肺。前面說了，孩子的病多是吃出來的，如果飲食不節，就會損傷脾胃，造成一系列脾胃病。而脾功能損傷時間長了，不能很好地運化水濕，就會導致水濕內停，形成痰飲，這時就會損傷肺臟。這樣的孩子，會反復咳嗽不易好。

勞倦傷肺。現在的孩子負擔重，不說小學生沉甸甸的書包，就是上幼兒園的孩子，又有幾個能盡情玩樂，有幾個不上各種各樣的補習班。在豐富孩子頭腦的時候，家長也應該想一想，孩子的小身板是不是吃得消。中醫講「勞則氣耗」，勞累，無論是勞力還是勞心，都會傷氣、耗血，導致氣血虧虛，時間長了，孩子幼小的身體怎麼支撐得住，最為嬌嫩的肺臟必然最先受損，出現一系列肺系病症，如哮喘、支氣管炎，甚至會患肺結核。

內邪傷肺。肺臟不但容易被外邪所傷，身體其他部位的疾病也容易牽連肺臟，即所謂「內邪干肺」。比如，肝火犯肺、脾濕蘊肺等，都是其他臟腑病變導致肺病的例子。對於兒童來講，脾與肺的關係尤為密切，脾系病變更容易累及肺臟，導致肺系病變。兒童脾失健運，水濕不行，聚而為痰，會影響肺的肅降功能，孩子會出現咳嗽、氣喘。

污染傷肺。臨床上會見到有一些孩子，屬於醫院的「常客」，患有非常頑固的疾病，如哮喘、喘息性支氣管炎等，反復發作，總是無法斬草除根。這些疾病在《靈樞》中被稱為「肺脹」，表現為氣喘、咳嗽、咳痰反復發作，時輕時重，久治不癒。孩子為什麼會患上這麼難治的疾病呢？一個很重要的原因是污染。近年來空氣污染很嚴重，可憐孩子們小小年紀卻要在這樣的環境中長大，嬌嫩的肺臟怎麼受得了。更令人痛心的是，一些家長在孩子面前吸煙，不顧自己的健康，還無視對孩子的毒害。長年吸二手煙，危害不亞於主動吸煙。

順著脾和肺的脾氣，孩子才能不生病

補養脾、肺，要順時、順勢而為，這樣才能把臟腑調理順暢，孩子才不生病。

總體來說，要注意以下幾點。首先，必須注意飲食，做到飲食有節，不偏食、挑食，也不暴飲暴食，少吃零食以及過甜、過冷、油膩、辛辣的食物。

第二，養成良好的作息規律，早睡早起。注意天氣變化，及時讓孩子增減衣物。不能一味要求孩子學習，要注意勞逸結合，多參加有益身心的體育活動。

第三，注重孩子的心理發展，多關心孩子，多聽聽孩子的心裡話，別讓孩子什麼事都悶在心裡。

最後，有空的時候，給孩子做穴位保健按摩，不僅能防病治病，也是增進感情的好機會。

以上說的都是一些原則，至於飲食起居、生活護理、穴位按摩的具體方法，本書的各個章節會一一說明。

第 1 章

孩子感冒、咳嗽、積食，都是脾虛、肺虛惹的禍

孩子常感冒，病在肺，根在脾

醫院裡的小病號，多半是來看感冒的

我每週在特需門診出診，看得最多的並不是什麼疑難雜症，而是最普通，最常見的感冒。很多人覺得，感冒是再小不過的小病，還要特地看特需門診？感冒還真不能算什麼大病，大人要是感冒，一般就在家休息休息，或者藥局買點成藥，扛一扛也就過去了，很少有人上醫院的。可小孩感冒說起來病不大，但有時候高熱、咳嗽，來勢挺嚇人的，一般都到醫院就診。還有一些小孩成了醫院的「常客」，反反復復感冒，而且別的孩子感冒一週就好了，他們感冒兩週，甚至三週還沒治好。孩子的家長也被折騰得心力交瘁，這時候，總想找個中醫「調一調」，才到特需門診。

孩子呼吸系統嬌嫩，容易被外邪侵犯

小孩為什麼易患感冒，因為兒童臟腑嬌嫩，肺本身又是嬌臟，因此嬌上加嬌，肌膚藩籬不密，衛外功能不固，加上寒暖不知自調，當氣候驟變、寒暖失常的時候，就容易受到外邪侵襲，傷風感冒。西醫認為兒童身體發育尚未完善，鼻腔短，鼻毛少，咽喉狹窄，黏膜柔嫩，血管豐富，免疫力較差，容易被病毒感染，引起感冒。聽著好像是兩套說辭，其實都是同個意思，就是說小孩的呼吸系統還沒發育好，特別嬌氣，抵抗力不強，如果再遇上變天、寒冷等誘發因素，就容易感受外邪（西醫說的病毒）而感冒。

中醫認為，感冒的病變部位在肺衛，明代醫家魯伯嗣在《嬰童百問》中說「小兒感於風寒客於皮膚，入傷肺經」。鼻為肺之竅，咽喉為肺之門戶，如果外邪經口鼻侵入，衛陽被遏，就會出現鼻塞、流鼻涕、咽喉腫痛等一系列感冒症狀。如果外邪直接侵犯肺，還會咳嗽、咳痰。

對於感冒的病因，中醫認為是「風邪」，無論「風寒感冒」還是「風熱感冒」，打頭的都是這個「風」。風為百病之長，還常常夾帶寒、熱、暑、濕等其他外邪，共同侵犯人體。這麼說可能有點抽象，不好理解，那就打個比方。

如果把人體比喻成一個國家，那風邪就是侵略者的首領，帶著手下寒邪、熱邪、暑邪、濕邪等，要來攻打人體這個國家。肺又是什麼呢？肺是將軍，肺主一身之氣，它負責宣發衛氣，衛氣是專門抵禦外邪的，就像是守城的士兵，而肺是指揮這些士兵的。但肺這個將軍不太堅強，比較軟弱，所以經常城門失守。一旦肺衛被打破，侵略者就長驅直入，在人體內「燒殺搶掠」大做壞事，使人發熱、咳嗽、流鼻涕，這就是感冒。

脾虛的孩子易感冒

說到這兒，我想起前幾天在門診看到的一個孩子。孩子剛滿六歲，還沒上學，他媽媽帶著他來看病。

母子倆坐下來，我循例先問：「孩子怎麼不好啊？」

孩子媽媽就說：「前天颳風，大概是著涼了，昨天有點流鼻涕，今天就發熱了，還咳嗽得厲害。」

要問起孩子為什麼感冒，一般都會歸結於受涼、凍著了，就像這個孩子的母親，認為孩子感冒的原因就是「颳風，著涼了」。但往深處想一想，颳風天氣冷，大家都冷，一個幼稚園裡有那麼多小朋友，為什麼別人家的孩子都沒生病呀？

中醫認為感冒的病因有兩方面，一是外感因素，二是正虛因素。外感因素就是前面說的邪，我們經常聽到外感風寒、外感風熱，這些都是引起感冒的原因，很好理解。而外感風寒，也就是人們常說的「受涼」。但並不是說有了外感因素就一定會感冒，也不是所有人都會感冒，那什麼人什麼時候會感冒呢？這就牽扯到正虛因素。

外邪侵犯人體，生病不生病，關鍵還要看正氣的強弱。如果孩子身體好，正氣足，一般外邪奈何不了他，也就很少感冒。而經常感冒的孩子一般都體質較差，正氣虛弱。

就像剛才提到的那個孩子，媽媽說他總是感冒，一感冒就高熱、咳嗽，總去醫院打點滴，每次都要折騰半個多月才好。有時剛剛好沒幾天，就又感冒了。我看孩子的舌苔水滑白膩，再切孩子的脈，判斷出孩子體內有痞，體表又感染風寒，所以感冒咳嗽。

我問孩子的媽媽：「小孩吃飯怎麼樣啊？」

不出所料，孩子媽媽開始大倒苦水：「不好！常沒胃口，什麼都不愛吃。而且經常生病，一病就吃不下，病好了也不愛吃飯，吃很少。」

我從他們一進門就觀察這孩子，可不止是瘦，更重要的是，孩子沒精神，一點都沒有小孩朝氣蓬勃的樣子。當然，孩子生病是一方面原因，但更多的是孩子的體質因素。孩子小臉發黃又乾，頭髮也發黃發乾，不只身體瘦，摸摸四肢，肉軟趴趴的，一點不「瓷實」。

我就跟孩子媽媽說：「孩子脾虛，身體素質太差，所以常感冒，還不容易康復。」孩子媽媽聽了，眉頭微微皺了皺，顯然有些不明白。

剛才說人體好比國家，風邪是侵略者，肺是守城的將軍，順著這個思路再往下想想，兩軍交戰，最重要的是將軍指揮得當，士兵勇猛。沒錯，肺這個將軍雖然軟弱一些，但指揮還是很有一套的，這時候，就得看士兵（衛氣）是不是勇猛了。要士兵奮勇殺敵，首先得吃飽。這時候，脾就出場了，脾主運化，它是負責押運糧草的。俗話說，兵馬未動糧草先行，脾必須把糧草（營養物質）準備充足，士兵上陣殺敵才有力氣。也就是說，正氣充足，人就不容易感冒。中醫有句話叫「四季脾旺不受邪」，說的就是這個意思。

治兒童感冒，肺和脾得一起顧

孩子感冒，表面上是肺臟的病，深層次卻牽連著脾。臨床上，因為脾虛導致積食，遇上外感風寒就感冒的孩子太多了。這種孩子脾虛、肺虛，治療時除了常規的疏風解表，往往還需要健脾消積、益氣固表。就好像剛才提到的那個孩子，我給他開的藥方，除了治療風寒感冒咳嗽常用的「杏蘇散」，還加上了紅棗、山楂等幾位消食化積的藥。

吃了三副藥之後，這個孩子的病情好多了，咳嗽明顯減輕，孩子媽媽又帶著孩子回診，這回她的面部表情愉快許多：「大夫，您上次開的藥太管用了，孩子吃了好多了，您再給他開幾副藥，調調身體。」

我又看了看孩子的舌苔，號了號脈，問孩子媽媽：「孩子現在吃飯怎麼樣啊？」

「好多了，終於知道餓了。」

聽到孩子「知道餓了」，我也很欣慰，對孩子媽媽說「孩子知道餓，說明脾胃功能逐漸恢復了，這就是最好的現象。別老想著給孩子吃藥。沒有孩子身體好是靠吃藥的。之前孩子的狀態走偏了，我用點藥，點撥一下，給他拉回正路上，現在孩子已經走在大路上了，我們小心點，護著他，他自然就會越走越好。」

「您的意思是，不用吃藥，沒事了？」孩子媽媽顯然不放心。

「不是沒事了，回去要引導孩子好好吃飯，這是最重要的。做家長的，多在做飯上下功夫，這孩子脾胃弱一些，飯菜弄得可口，容易消化。小孩吃得多了，慢慢身體長壯實，以後就不會老是感冒了。」

上面這番話不只是對這位家長說的。對於小孩，一定要重視飲食，家長好好做飯，讓孩子好好吃飯，千萬別圖省事，老給孩子吃外面買的飯菜。外面的飯菜重油重鹹，不好消化，久而久之就把孩子的脾胃弄壞了，孩子脾虛，身體就虛，就容易感冒。

發熱原因多，離不開脾虛和肺虛

孩子發熱是對家長的考驗

對於很多家長來說，最讓他們緊張和頭痛的就是孩子發熱。如果孩子感冒，僅僅是流鼻涕、咳嗽，可能很多家長會採取在家護理的方式，不會帶孩子上醫院。一旦孩子發熱，尤其是高熱，就算是看了再多育兒書的家長，也會心急地帶孩子來看急診。

我在臨床中接觸到的小患者，很多都是被家長帶來看「發熱」的，不管孩子得的什麼病，因為什麼引起的發熱，家長都緊緊盯著體溫計上的刻度，希望醫生的回春妙手能讓孩子的溫度趕快降下來。

其實，在大夫看來，發熱只是一種現象，無論中醫學還是西醫學，發熱都是一個症狀而不是一種病。在發熱的背後，隱藏很多種可能性。

家長都知道，孩子特別容易發熱，甚至有的孩子動不動就發熱，而且還是高熱。從西醫的觀念來看，這是因為孩子的體溫調節中樞發育尚未完善，不能很好地調節體溫，所以，一遇到誘發因素，就很容易發熱，並且容易高熱。中醫認為，兒童為稚陰稚陽之體，不耐火邪，所以容易發熱，並且容易高熱，甚至引發驚風、抽搐等。

一般來說，腋下溫度37．3～38℃為低熱，38．1～39℃為中等熱，39．1～40℃為高熱，超過41℃則為超高熱。家長在孩子體溫較低時通常還比較鎮定，一旦體溫超過39℃，大部分家長都著急起來，要是超過40℃，絕大部分家長都慌了神。

我在這裡要和家長朋友說一句，既然孩子的體質特點決定了他們容易發熱，那麼發熱本身或者體溫的高低並不能決定病情的輕重，反而是尋找引起發熱的原因更重要。帶孩子上醫院，眼睛不要只盯著怎麼把體溫降下來，而應該仔細聽醫生對病情的分析，瞭解孩子到底患什麼病。

多數孩子得的都不是什麼大病，醫生對症治療，家長在家對症護理，體溫自然會降下來，即使是發熱幾天，只要精神狀態良好，大部分孩子是可以耐受發熱的。

孩子發熱多是肺系疾病引起

在中醫看來，引起發熱的原因可分為兩大類，即外感發熱和內傷發熱。對應西醫的說法，應該就是感染性發熱和非感染性發熱。

引起外感發熱的疾病，如感冒、扁桃體炎、支氣管炎、肺炎等，絕大多數都在肺系。這是因為邪氣無論從口鼻還是皮膚、毛孔侵入，都會鬱閉肺氣，孩子的肺臟尤其嬌嫩，肺氣更容易鬱閉，這時人體的正氣會奮起反抗。肺氣鬱閉會引起發熱，正邪相爭也會引起發熱，這是實證，在很短的時間內體溫就能升得很高。

對於這種外感發熱，在臨床上，除了積極處理原發病，指導家長正確為孩子降溫，防止驚風、抽搐以外，一般會開一些宣肺的藥，使鬱閉的肺氣宣散，這樣，往往體溫能很快降下來。

脾虛積食是孩子發熱的重要原因

有時候，家長會說自己的孩子無緣無故就發熱。其實，哪有沒有原因就生病的呢。家長所謂的「無緣無故」，是指孩子並沒有明顯的打噴嚏、流鼻涕、咳嗽等感冒症狀，而以發熱為突出表現。這種沒有明顯外感致病因素的孩子，多半屬於內傷發熱。

引起內傷發熱的原因有哪些呢？總結起來大概有飲食積滯、情志不遂、肝氣鬱結等，但小孩哪有那麼多情志不遂、肝氣鬱結？歸根結底，孩子內傷發熱，還是吃出來的。

臨床上這種小患者太多了。前幾天遇到的一個孩子就特別典型。小孩五六歲，上幼稚園，但是因為總發熱，三天兩頭請假。媽媽帶他來的時候很苦惱，跟我說「這孩子怎麼又發熱了，這兩個月都發熱三次了，醫院去了好幾趟，打針掛點滴，才好了沒幾天，又熱起來了。」

我拉過孩子的手，一摸，手心發燙，手背卻不怎麼熱。看看孩子的舌苔，很厚，黃膩膩的。

我問孩子媽媽：「孩子吃飯怎麼樣啊？」

「不好好吃，不愛吃菜。」

「媽媽做得不好吃。」孩子嘴裡嘟囔著。

「那你愛吃什麼呀？」

「漢堡，薯條！」

我為孩子診了脈，又摸摸孩子的肚子，問孩子媽媽：「孩子排便好嗎？」

「不好，好幾天一次，大便很乾。」

我點點頭，說：「這孩子脾虛，有積食，體內氣機不順，所以容易發熱。他手心是熱的，手背卻不熱，小肚子也很熱，這都是積食發熱的表現。」

「那您說他是吃多了？」家長有些疑惑。

「有些孩子積食是吃多了，你這孩子是亂吃，把脾胃吃壞了，吃了消化不了，所以積食。漢堡、薯條、可樂這些東西，大人吃了都不好消化，何況一個孩子。」

「那您說這怎麼辦啊？」

「回去喝幾天白米粥，給孩子揉揉肚子，再開點消食化積的藥，積食消除，發熱自然會痊癒。」

對於脾虛引起食積發熱的孩子，我一般會開點山楂丸，酸酸甜甜的，小孩都喜歡吃。山楂是開胃消食的，尤其擅消肉食。現在的孩子，家裡條件都不錯，經常大魚大肉，很容易積滯，吃點山楂丸效果很好。

揉肚子是很好的健脾方法。家長如果不具備兒童推拿按摩的知識，或者臨時抱佛腳，都可以試試給孩子揉肚子。手法要輕柔、緩慢，但要有一些壓力，順一定方向轉圈按摩，孩子會覺得很舒服。

持續咳嗽，肺失肅降，脾失健運

咳嗽讓很多孩子成為老病號

在兒科，發病率最高的疾病非感冒莫屬，持續時間最長的症狀就是咳嗽。的確，在臨床中，經常能聽到家長抱怨，孩子咳嗽了幾週，甚至幾個月，還是不見好。

有些孩子，可能一開始生病是因為感冒，時間長了，最初頭痛、發熱、鼻塞、流鼻涕的症狀全都消失了，就剩下咳嗽，綿延不斷，經久不癒。所以，雖然與發熱一樣，咳嗽只是一個症狀，但臨床中也有不少家長，就是帶孩子來看咳嗽的。

雖然孩子一聲一聲的咳嗽讓家長很揪心，特別是夜裡，孩子小臉通紅，不斷咳嗽，更是讓家長著急上火，恨不得有個法子馬上把咳嗽鎮壓下去。但在這裡我要說一下，一般情況下，咳嗽是人體一種保護機制，是為了清除呼吸道內的異物、分泌物。孩子患上感冒、支氣管炎等呼吸道炎症，分泌物會增加，自然會咳嗽，希望把這些讓他難受的東西咳出去。這個時候，給孩子餵一些止咳藥，強行把咳嗽鎮住，不但不利於病情恢復，反而有可能加重病情。

那這惱人的咳嗽該怎麼辦呢？這還要從引起咳嗽的原因入手，下面我們就一起來看看，到底是什麼原因導致孩子咳嗽，又是什麼原因造成孩子咳嗽治不好。

咳嗽成因雖多，無非肺病

引起咳嗽的原因很多，但病位都在肺。《黃帝內經》中說「五氣所病，心為噫，肺為咳，肝為語，脾為吞……」意思是說五臟之氣失調後所發生的病變，心氣失調則噯氣，肺氣失調則咳嗽，肝氣失調則多言，脾氣失調則吞酸……說明咳嗽是肺病的主要表現。張介賓的《景岳全書》中又將咳嗽分為外感和內傷兩類。外邪犯肺或者痰濕壅肺，都會導致咳嗽。

小孩身體稚嫩，抵抗力差，容易被外邪侵犯，而肺臟尤其嬌嫩，特別容易被外邪所傷，所以兒童咳嗽，起初多為外感咳嗽。風寒、風熱之邪從口鼻侵入肺臟，肺失宣降，肺氣上逆，就會引發咳嗽。有些孩子，平時體質較差，肺氣虛弱，所以比別的孩子更容易咳嗽，也咳得更厲害。

因為外邪有寒、熱之分，所以咳嗽也可分為寒咳和熱咳，而且寒咳、熱咳之間可以相互轉化。孩子外感風寒感冒，出現咳嗽，這時是寒咳，但孩子是純陽之體，寒咳只是暫時的，很快會化熱入裡，痰熱蘊肺，變成經久不癒的熱咳。

長時間慢性咳嗽不只是外感咳嗽，多為內傷因素所致。那種感冒之後遷延不癒的咳嗽，多是肺陰虛所致。

有一個找我看病的孩子，一坐下就開始乾咳，咳得我都難受了。她自己有點不好意思，想說話，一說又開始咳。

我跟家長說：「帶水了嗎，先給孩子喝點水。」

媽媽趕緊遞給她一瓶水，然後跟我說：「大夫，這孩子就這樣一直咳嗽，有一個多月了。」

「那怎麼現在才來看啊？」

「孩子不願意來，怕耽誤課業。開始只是有點感冒，這孩子很用功，也好強，不願意請假，就這麼堅持，後來感冒好了，但卻還是一直咳嗽。」

「咳嗽有痰嗎？」

小女生喝了口水，清了清嗓子，說：「沒有，有時候早起有一點，就像一個小疙瘩。」

「你還有什麼不舒服啊？」

「沒什麼，就是一直咳嗽，嗓子癢，口乾。」

「大小便怎麼樣？」

這回小女生沒開口，家長說：「大便還行，尿黃，喝水少。」

「不愛喝水嗎？」我問小女生。

「太忙了，沒時間喝。」

這種理由我真是沒少聽，尤其是一些功課好的孩子，還真是不少「忙到沒時間喝水的」。

一邊問診，一邊給孩子進行了舌診和脈診，之後我對孩子家長說：「這孩子最初就是感冒，沒重視，再加上平時學習壓力大，休息不好，又不愛喝水，現在有點肺陰不足的表現。」

「肺陰不足」小女生重複了一下這四個字。

「我打個比方，就好像有人劈柴，點了把火，烤著你的肺，肺本來應該很濕潤的，現在不夠濕潤了，所以你就覺得乾，想咳嗽。」

「那您說這該怎麼辦？」家長問。

「這孩子的病屬於肺陰虛，所以應潤肺養肺。另外，得讓孩子多休息，這也是我開的方子，與吃藥一樣重要。」

臨床上，這種肺陰不足導致的兒童慢性咳嗽很常見，那種一咳幾個月不好的，多數是肺陰虛的孩子。

脾為生痰之源

《黃帝內經》中說「五臟六腑皆令人咳，非獨肺也」。不單是外邪直接犯肺會引起咳嗽，其他臟腑疾病也會影響肺臟，造成咳嗽。比如飲食不當，脾失健運，水濕內停，痰濁內生，也會導致咳嗽，同時有痰。再比如，肝火亢盛，木火刑金，傷於肺臟，也會出現咳嗽。

對於兒童來說，脾失健運引起的咳嗽最為常見。明代醫家李中梓在《醫宗必讀》中稱「脾為生痰之源，肺為貯痰之器」說的就是這回事。孩子脾常不足，如果乳食積滯，水濕內停，就會釀濕成痰，而痰濁上漬於肺，必然會導致咳嗽。陳複正在《幼幼集成》中總結：「因痰而嗽者痰為主，主治在脾；因咳而動痰者，咳為重，主治在肺。」

臨床上，食積咳嗽也占了很大的比例。一般來說，這種孩子都先有積食的表現，如厭食、腹脹、口臭、便秘等，然後出現咳嗽，進食後或者黎明時咳嗽得最厲害。為什麼黎明時咳嗽得厲害，《丹溪治法心要》中解釋：「五更嗽多者，此胃中有食積，至此時流入肺經。」

對於這種有痰的食積咳嗽，單純的鎮咳反而會加重病情，而僅僅宣肺化痰也往往收效不大，反而是吃些健脾消積的藥，很快積滯消除，咳嗽自然會好。

肺陰虛，扁桃體反復發炎

扁桃體發炎，讓孩子很受罪

我們這一輩子，多多少少總有過扁桃體發炎的經歷，咽喉紅腫，甚至潰爛，連喝口水都痛得要命。小孩子尤其容易扁桃體發炎。

記得有一次，在門診接待了一個來看感冒的孩子，孩子的媽媽跟我說：「大夫，孩子可能是著涼、感冒了，不停地哭。」

這孩子才一歲，不會說話，哭得時間長，都沒力氣了，斷斷續續地抽泣。進行了簡單的查體，整個咽喉全腫了，兩側扁桃體上還佈滿了白色的糜爛點。

我跟孩子的媽媽說：孩子不光是感冒，還有爛乳蛾，就是化膿性扁桃體炎。孩子難受，又說不出來，所以只能使勁哭。」

臨床上，扁桃體發炎的孩子很多，有些孩子扁桃體反復發炎，甚至需要接受扁桃體摘除術，受罪不說，對孩子的免疫力也有一定影響。

外邪犯肺，扁桃體發炎

西醫認為，扁桃體炎是細菌或病毒感染引起的炎症，可單側或雙側發病，輕者只有紅腫，重的則糜爛化膿。因為正常人體咽喉部本來就存在一些致病菌，所以當有受寒、勞累等誘因使免疫力下降時，扁桃體就會發炎。

在中醫學中，扁桃體炎被稱為乳蛾，單側發炎稱單乳蛾，雙側發炎稱雙乳蛾，化膿潰爛的則稱為爛乳蛾。中醫認為，當外感風熱，侵犯肺臟時，邪毒循經上逆，搏結於咽喉，就會導致喉核（扁桃體）紅腫疼痛。如果此時不加以妥善治療，熱毒熾盛，就會導致喉核潰爛化膿，形成化膿性扁桃體炎。

養陰潤肺，可免挨一刀

有些孩子扁桃體反復發炎，或者遷延不癒，成為慢性扁桃體炎。罹患扁桃體炎，因為嗓子痛，會影響進食，小一點的孩子甚至會拒食，嚴重影響孩子的身體發育。而學齡期孩子，扁桃體發炎十分痛苦，反復發炎還會影響學業。

無論是影響孩子的身體發育還是學習，都是最讓家長著急的問題，所以臨床上經常能見到焦急的家長帶著孩子來就診。

「大夫，這孩子扁桃體總是發炎，一有點風吹草動，嗓子就腫了。這個月都請假兩次了，太耽誤孩子上學。大夫，是不是非要把扁桃體摘除才行啊？」

「您先別著急，我先給孩子看看。」我一邊安撫孩子媽媽，一邊示意孩子張開嘴。

男孩十歲了，讓張嘴就配合地張開嘴。一張嘴，先聞到口氣很大，我看見他兩側的扁桃體都發紅、腫大，咽喉部很乾燥，舌面很紅，舌苔卻很少。

「除了嗓子痛，還有什麼不舒服？」我問男孩。

「嗓子癢，想咳嗽。」

「發熱嗎？」

「沒有。」

「排便怎麼樣啊？」我一邊切脈，一邊問病情。

「乾燥。」孩子一句多餘的話也沒有，因為嗓子難受，不願說話。

通過一系列對話與觀察，看出這孩子是很典型的肺陰虛，我問孩子的媽媽「你平時都給孩子吃什麼藥？」

「就吃點喉片，症狀嚴重就吃感冒藥。」

「這些藥都是對症的，去不了根。這孩子的病不是一天兩天了，之前內熱沒有完全治好，傷到肺，現在肺陰虛，有虛火，這虛火往上拱，所以扁桃體容易發炎。只吃含片不行，得吃清熱滋陰的藥，把肺養滋潤了，虛火撤下來，病才能好。」

「那您開藥吧。」

「開始吃這副藥之後，注意看看孩子什麼時候不咳嗽，大便不乾，代表病差不多好了，扁桃體就不會總發炎了。」

「意思是沒必要做手術了吧？」

「病好了當然不用做手術，要是沒好，再調藥，實在不行再動手術。」

我給孩子開的就是養陰清肺湯，用生地黃、麥冬、川貝母養陰，薄荷解毒。為什麼要讓家長觀察孩子咳嗽和大便呢？因為肺陰虛，不滋潤，影響宣發功能，就會乾咳；而肺與大腸相表裡，肺陰不足也會累及大腸，造成大腸蠕動減慢，出現便秘、大便乾燥。這樣一來，很抽象的肺陰虛就有了具體觀察指標，通過觀察咳嗽、便秘的改善，就知道肺臟的改善情況。

平素肺虛，肺炎找上門

小感冒燒成肺炎

聽親戚朋友們聊天，時常能聽到這樣的話：感冒一定要重視，誰家的孩子因感冒沒治好，發熱成了肺炎。這句話的前半句自然很對，感冒是需要引起重視，不能認為是小病就坐視不理，但後半句就有問題了，肺炎真的是燒出來的嗎？

其實，發熱與肺炎的關係，很多人都弄反了。並不是發熱不退導致肺炎，而是肺炎引起發熱。兒科病房住著一個小患者，開始也是感冒，家裡人也沒當回事，給吃了點感冒沖劑，發熱就吃點「退熱藥」。過幾天感冒好像是好多了，不再流鼻涕，咳嗽卻越來越厲害，發熱也變嚴重，體溫超過39℃，呼吸也急促起來。家裡人覺得不對勁，到醫院攝X光片，肺炎。

有些孩子受到傳染，一開始發病就是肺炎。而有些孩子，開始的確是感冒，後來怎麼轉成肺炎呢？這種情況在醫學上叫作感冒繼發肺部感染，當然不是發熱燒出來的，而是與孩子本身體質有關係。

肺炎喜歡招惹脾肺虛弱的孩子

很多肺炎患兒的家長都會有這樣的疑問：「都在一間幼稚園，怎麼別的孩子好好的，我家孩子就被傳染了呢？」「別的孩子感冒幾天就好了，我家孩子不但沒好，怎麼反而轉成肺炎了呢？」

任何疾病的形成，都有內外兩方面因素。肺炎也不例外，外因在中醫講是風邪，在西醫講是細菌、病毒。當外邪勢力強大（比如周圍有患病的人，空氣中的細菌、病毒濃度很高時），身體抵禦不住，就會患病。

那麼內因，就是身體的抵抗力弱。什麼樣的孩子容易得肺炎？一是年齡小的孩子。身體還非常稚嫩，免疫系統沒有發育好，從母體中帶來的保護抗體耗盡了，容易受到外邪（病原體）的侵犯而發病。二是患有一些慢性病的孩子，比如貧血、先天性心臟病，這些孩子往往免疫力低下，特別容易患包括肺炎在內的各種感染性疾病。

還有一些孩子，三歲以上，並沒有什麼疾病，卻是肺炎的「易感人群」，那就是脾肺虛弱的孩子，這種孩子往往身體素質很差，別人不生病他生病，別人生小病他生大病。

對於脾虛的孩子，前文已經重複說過，這類孩子有吃飯問題，沒食欲，吃得少，吸收差，時間長造成慢性營養不良。身體沒有營養供應，哪來的抵抗力。如果感冒，本就岌岌可危的免疫力再次受創，肺炎球菌乘虛而入。而肺虛的孩子，不能很好地宣發衛氣，保護機體，同樣不能很好地抵禦外邪。這樣一來，當有風邪入侵的時候，只有繳械投降。

脾肺虛弱的孩子得了肺炎更難癒

在兒科，肺炎是比較嚴重的疾病，但一般情況下，經過積極的抗感染治療，多能順利痊癒，沒有什麼後遺症。少數情況下，兒童肺炎會導致呼吸困難、發紺，甚至抽搐、昏迷，嚴重的會危及生命。也有一些孩子，正規抗生素治療後，大部分症狀消失了，咳嗽卻遷延不癒。

這些孩子，多半是脾肺虛弱。脾是氣血生化之源，脾氣健旺營養吸收才好，免疫力才強。雖然大家都知道，得了肺炎及時用抗生素治療就會好，但大家可能不知道，抗生素再厲害也只是個幫手，真正把體內的細菌消滅掉的，是孩子自身的免疫系統。如果孩子脾虛，免疫功能差，抗生素這個幫手再厲害，打起仗來還是很吃力，也就遲遲不能痊癒。而且，肺炎和抗生素都容易損傷肺陰，加上孩子平素肺虛，很容易導致肺氣陰兩虛，所以咳嗽症狀遷延不癒，總是口乾舌燥，乾咳無痰，孩子的精神狀態也不好。

有些孩子可能天生體質不好，但大部分孩子是哺餵不當導致的。即使是先天不足，通過後天的精心養育，也能調整得很好。什麼是精心養育，不是什麼貴給孩子吃什麼、什麼貴給孩子用什麼就是精心。做家長的應該多瞭解孩子，多瞭解孩子的身體，尤其要重視孩子的吃和玩。給孩子吃的東西要適合他嬌嫩的五臟，多帶孩子玩，尤其是戶外運動。本書後面的章節也會介紹對孩子有益的食物和生活調養方法，不妨多借鑒。

肺、脾不足，容易患哮喘

哮喘是兒童健康一大殺手

年幼的嬰兒生病了，家長一般很緊張，因為沒經歷過，而大一些的孩子生病，往往很多家長的心態會比較平和，因為見多了。但有兩種情況，家長都沒法淡定。一種就是病情危重，如孩子患心肌炎、肺炎這類比較嚴重的疾病，家長一般都非常焦慮，生怕治不好威脅孩子的生命。另一種就是慢性病，「斷不了根」，比如哮喘，家長的焦慮程度也非常高，而且是日復一日地焦慮。孩子每發作一次，家長的焦慮就增加一分。

哮喘可以說是個文明病，發病率隨著生活水準的提高而提高。一九九〇年兒童哮喘的患病率不足1%，到了二〇〇〇年，已經達到1.5%，現在仍在持續上升。

哮喘發作時，喘息、呼吸困難，甚至會危及生命。並且，哮喘具有反復發作的特點，有的甚至會持續到成年。如果控制不佳，哮喘反復發作，會影響孩子呼吸系統的發育，使呼吸功能受損，從而嚴重影響孩子的健康。臨床常見到家長專門帶孩子來看中醫，就是為了「斷根」。

孩子為什麼會得哮喘？

花粉、灰塵、海鮮……這些只是哮喘的誘因，說起孩子為什麼會哮喘，很多家長會說，孩子過敏，甚至直接把哮喘的原因歸罪於花粉、灰塵、海鮮等。其實，這些常見引起過敏的東西，西醫叫作過敏原；中醫中叫作發物。接觸發物，只能說是哮喘的誘因。要不然，這些自然界廣泛存在的東西，別的孩子也經常接觸，怎麼不哮喘呢。

中醫認為，哮喘是因為引動體內伏痰而發生的。當接觸某些特定的誘發因素，有些孩子是吸入花粉，有些孩子是吃了牛奶、雞蛋、海鮮，還有些孩子甚至是吸入冷空氣，或者孩子情緒不佳、過度勞累等，這些都有可能引動體內伏痰。痰隨氣升，氣因痰阻，痰氣交阻，阻塞氣道，就會發生哮喘。

肺、脾不足，才是產生伏痰的根本原因

引起哮喘的主要因素不在於發物或者外邪，而是體內的伏痰，這才是「病根」。那伏痰是怎

麼產生的呢？這就要好好問一問孩子的肺和脾了。

痰來源於人體內的津液，如果體內津液調節失常，就會成為痰。而體內津液的調節又與肺和脾的關係十分密切。前面介紹過，肺主行水，具有宣肅功能，負責通調水道。孩子肺功能正常，津液才能散佈全身，如果肺氣不足，津液就會留滯在經絡，成為痰飲。「脾為生痰之源」，如果脾氣不足，不能很好地運化水濕，就會聚濕成痰。脾、肺功能不足，津液調節失常，水濕停聚，痰飲內伏，這就是哮喘反復發作的禍根。

正確治療，大部分孩子都能治癒

對於兒童哮喘的治療，西醫已經有非常經典的治療方法，並且行之有效。家長們千萬不要因為擔心激素的副作用而不給孩子治療，或者一見症狀好轉，就自行停止治療。治療哮喘，不是一朝一夕的事情，要有長期治療和調理的心理準備。堅持正規治療，絕大部分孩子的哮喘症狀會慢慢消失，在青春期前能夠痊癒。

這裡奉勸家長朋友，千萬不要迷信什麼偏方，不顧醫生的勸阻，耽誤孩子的正規治療。那些偏方不但不能讓孩子的病「斷根」，反而會貽誤病情，使孩子成年之後仍不能擺脫哮喘的困擾。

帶孩子看中醫是明智的選擇，雖然中西醫的理念不盡相同，但並不矛盾。通過中醫中藥的調養，補肺健脾，祛除體內伏痰，配合西醫正規治療，會收到事半功倍的效果。

我曾經治療過一個患哮喘的十歲男孩，患病四年了，一感冒就發作。家長帶著孩子四處求醫，希望能「斷根」。來找我時，這孩子很白淨，但有些過於白淨了，沒血色，很瘦弱，天氣不熱，出汗卻很厲害，舌苔很薄，一搭脈，很細很弱。家長告訴我，孩子食欲不好，大便也稀。這是典型的肺氣虛、脾氣虛的表現。

我問：「這些年你都帶孩子去哪看病了？」

家長說了一堆，中醫院西醫院都有。

我說：「你不是去市立兒童醫院看了嗎，那是最權威的醫院，按照人家說的治療。另外，這孩子肺虛、脾虛，我開點藥調一調，配合西藥，會好得快些。」

家長一聽好得快，面露喜色。

我又趕緊說：「好得快也不是一副藥兩副藥的事，先別著急，應把孩子身體調理好，等孩子身體壯實了，慢慢病自然會好的。」

孩子家長領著孩子將信將疑地走了，過了一陣又來找我，說：「上次吃了您開的藥，孩子胃口好多了，吃飯比以前多了，您再給調理調理吧！」

我看孩子小臉圓了一些，出汗也好了很多，依據他現在的情況開了藥方，又囑咐家長說：「孩子現在身體好多了，再調理就不用總吃中藥了，多在飲食上下功夫。西醫治療還是聽醫生的，不能見好就收，一定要堅持治療。」

後來在醫院又碰到這個孩子來看其他的病，那時孩子已經上國中，家長非常高興，說孩子的哮喘完全好了，現在不用再吃藥，已經兩年沒犯哮喘了。

長口瘡，病在脾上

小口瘡，影響吃飯大問題

經常有家長著急地來找我，說孩子不吃飯，一餵就哭。一般都是還不大會說話的幼兒，孩子哭得撕心裂肺，家長的心也快被哭碎了。一方面是孩子的哭聲實在可憐，另一方面是拒絕吃飯更讓家長著急。

遇到這種情況，我都首先會檢查孩子的口腔，往往能發現牙齦、上齶等處有白色的糜爛點，有的孩子甚至全口滿布糜爛點，這是口瘡，西醫稱為口腔潰瘍。

口瘡一般發生在牙齦、舌、上齶、兩頰等處，為淡黃色或灰白色的潰瘍，非常痛，有燒灼感。發生在口角的口角炎，也屬於口瘡的範疇。有些孩子伴有發熱，下頜淋巴結腫大。

心脾內熱，實火引發口瘡

提起口瘡，很多人認為是上火了，的確是這樣。有的孩子外感風熱，邪毒由肌表侵入，內應於脾胃，引起心脾兩經內熱，心開竅於舌，就會發於口腔黏膜，引起口瘡。還有的孩子平時餵養不當，吃了過多肥甘厚味或者油炸煎烤的食物，導致內火偏盛，邪熱積聚在心脾，就會外發為口瘡。而且，孩子尤其是嬰幼兒，口腔黏膜嬌嫩，不能耐受邪熱薰蒸，比成人更容易長口瘡。

如果孩子發病很急，短時間內出現多個潰瘍，疼痛非常劇烈，連說話都不舒服，或伴有發熱，這都是實火造成口瘡的表現。這些孩子往往還有口臭、流口水、腹脹、便秘的表現，舌質紅，舌苔黃厚，說明病位在脾。

脾胃不足，虛火上炎，反復長口瘡

在臨床上，經常會遇到因為反復口腔潰瘍來看病的小孩。

強強媽媽帶孩子來看病時，一進門就和我訴苦：「大夫，這孩子三天兩頭長口瘡，一長口瘡就不好好吃飯，身材這麼瘦，個子也比同學都矮，讓人擔心。」

我看看強強，小臉很白，嘴唇也沒什麼血色，看起來有點瘦，精神也不好，好像沒睡醒似的。我讓強強張嘴看看，口腔裡分佈著灰白色潰爛點，舌紅，苔少。

我問強強：「長口瘡多長時間了？痛嗎？」

「這次是三天前長出來的，總反復長口瘡，不怎麼痛，就是感覺嘴裡有點彆扭。」

我又問強強媽媽：「以前看過嗎？給孩子吃什麼藥？」

「吃了，比如牛黃解毒、牛黃清火，可是不管用。」

我說：「你給孩子吃這些藥，孩子的病不但好不了，還會越來越重的。」

「啊？」強強媽媽有點意外「長口瘡不就是上火了嗎？不能吃去火藥嗎？」

「別人家的孩子可能可以吃，你家孩子不能吃。」我看了看一臉不解的強強媽媽，接著說：「別人是實火，這孩子是虛火。」

「虛火是怎麼回事呢？」

「這孩子脾虛，你看他面色發白，沒有血色。」說著我握住孩子的手「手也是冰涼的。這都是脾胃虛寒的表現。本來孩子身體就不好，你還總給他吃那些清火的涼藥，身體不就更差了嗎？」

「那怎麼還會上火呢？」

「是虛火，孩子脾胃不足，無根的虛火上炎，所以總長口瘡。」

強強媽媽恍然大悟：「我從來沒想過孩子長口瘡是脾虛的問題，那該怎麼辦呢？」

「我給他開點溫中健脾的藥，脾好了，就能把虛火給引下來，以後就不會總長口瘡了。」

臨床上像強強媽媽這樣隨便給孩子吃「去火」藥的家長不在少數。這是非常不可取的。要知道，孩子的脾胃非常嬌嫩，飲食稍有不慎都可能損傷脾胃，何況是藥，是藥三分毒，「去火」藥也不例外。不論「火」有沒有「去掉」，把孩子的脾胃傷了都是得不償失的。就算孩子真的有實火，需要吃一些清熱解毒的藥，也一定要請醫生辨證論治。因為醫生會根據孩子的體質與病情全面考慮，給出最適合的個體化治療方案，不但要治好病，更重要的是不能損害孩子的身體。

脾胃虛弱，總是拉肚子

經常腹瀉，影響兒童生長發育

對於大人來說，偶爾吃壞了東西拉肚子，似乎不是什麼大事。但對於兒童，尤其是嬰幼兒，拉肚子可是一件大事，病情嚴重的可能會危及生命；如果遷延不癒，則會影響生長發育。

兒童體液容量比較少，如果腹瀉嚴重，尤其是水瀉，會從胃腸道丟失大量水分，造成脫水，進而造成血液中電解質紊亂。如果沒有進行及時有效的治療，孩子甚至會有生命危險。即使是輕度腹瀉，雖不至危及生命，但如果長期腹瀉，無法正常吸收營養，會導致孩子營養不良，生長發育異常。

乳食不節，損傷脾胃是孩子腹瀉的主要原因

前不久，我朋友帶他的寶貝孫子來找我，一進門就說「這幾天我孫子拉肚子，不好好吃東西。」說完，就把一片用過的紙尿褲舉到我面前。

我一看，上面都是孩子的大便，深綠色，很稀，夾雜著不消化的菜葉和西瓜殘渣，泛著一股酸臭味。

小孩只有兩歲，小臉紅撲撲的，湊近了，嘴裡卻有異味。舌頭淡紅色，舌苔很黃很厚。

我對朋友說：「孩子一天大便幾次？拉肚子時哭嗎？」

「每天三四次，拉肚子時哭，拉完了能好點。」

「睡眠好嗎？」

「不好，夜裡醒幾次，一醒了就使勁哭，平時也愛發脾氣。」

「你家孩子這是傷食了，你平時肯定給他吃不少東西吧。」

「那當然，家裡就這麼一個孩子。」

「你給他吃太多了。你看這大便都沒有消化，孩子小，有時候遇到喜歡吃的水果會貪吃，但是他的脾胃很嬌嫩，受不了這麼多食物，久而久之，脾胃就被損傷了，脾胃受損就更消化不了這

麼多食物。所以未消化的食物就都拉出來了。積食還會產生內熱，擾動心神，所以孩子晚上也睡不踏實。」

「那怎麼辦？」

「我給他開點消食健脾藥，積食消了，脾功能好了，就不拉肚子了。不過，以後飲食還是要注意，不能隨便給孩子吃，要注意份量。」

朋友的孫子病情並不嚴重，相信很快就會康復。臨床上因為傷食而腹瀉的孩子很多。家長都以為孩子傷食就會表現為厭食、吃不下飯，很少會想到腹瀉也是傷食引起的。

其實，整個消化過程都有賴於脾胃的正常運作，如果平時不注意兒童脾胃的養護，就很容易造成脾胃虛弱，飲食稍有不慎，就會生病，有的孩子表現為厭食，有的孩子表現為腹瀉。

冷熱都會傷脾，導致腹瀉

臨床上還會見到這樣的現象，同樣是感冒，有些孩子只是打噴嚏、流鼻涕、咳嗽，但有些孩子卻會拉肚子。這是因為，無論是感受風寒，還是感受濕熱，邪毒都會侵犯脾胃，如果孩子本身脾胃就比較虛弱，就很容易使運化失常，導致腹瀉。

這種腹瀉往往大便非常稀，像水一樣，很容易引起孩子脫水，尤其是年齡較小的嬰幼兒。

如果家長發現孩子有發熱、流鼻涕等感冒症狀，並且有水樣腹瀉，尤其是口渴、精神狀態差的時候，一定不要耽誤，趕緊去醫院就診。

脾虛的孩子常拉肚子

對於大多數孩子來說，腹瀉是一種病態，但有一些孩子，拉肚子卻成了「常態」，經常腹瀉，甚至家長很注意飲食，也不讓孩子著涼，還是會莫名其妙地拉肚子。

這種孩子往往面色發黃，很瘦，肌肉鬆軟，不結實，手腳冰涼，精神狀態不好。腹瀉多發生在吃飯之後，拉的就是吃的食物，而且不太臭。拉肚子時輕時重，反復發作，也沒什麼明顯的誘因，這種「莫名其妙」的腹瀉就是脾虛造成的。

因為孩子脾虛，運化不好，所以吃完就會「原樣」拉出去。這樣，營養物質也不能被消化吸收，孩子的生長發育會受到很大影響，不但瘦弱，面色不好，個子矮，智力也趕不上同齡人。

一旦把脾胃調理好，孩子的變化是驚人的，不僅腹瀉次數會明顯減少，很多家長反映，孩子變得愛吃飯，而且精神好許多，變得很靈活。

孩子肚子痛，病多在脾胃

兒科大夫最怕肚子痛

要問兒科大夫，最怕什麼病，多一半會說「最怕孩子肚子痛」。幾乎所有的小孩都曾經喊過肚子痛，因為肚子痛去看病的孩子也不在少數。但要明確腹痛的原因，往往比較困難。不少孩子只會說肚子痛，具體哪裡痛，怎麼個痛法卻說不清楚，有沒有其他不舒服也說不清楚。

對於醫生來說，兒童腹痛，尤其是不會說話的嬰幼兒腹痛，的確是個棘手的問題。從嬰兒腸絞痛到需要馬上處理的腸套疊，從腹脹到闌尾炎，很多疾病都會導致腹痛。

脾陽不足，腹部寒痛

對於兒童腹痛，家長可能懷疑「是不是著涼了？」的確，受涼是引起腹痛的一個重要原因。腹部受涼，會使寒邪凝結在胃腸，使氣機凝滯，不通則痛。很多孩子晚上睡覺時吹空調，第二天就會出現肚子痛的情況，如果用暖暖包敷一敷，肚子暖和過來，疼痛會大為緩解。可是民間也有俗語「傻小子睡涼炕，全憑火力壯」，生活中也能見到很多孩子身體結實，即使偶爾受涼，也沒大事，第二天照樣活蹦亂跳的。這又是怎麼回事呢？

其實，這兩類小孩的區別就在於脾功能的強弱。結實的孩子脾功能好，對涼氣的抵禦能力強，不會動不動就生病；而經常受寒腹痛的孩子，一般脾陽不足，不能克制寒氣，這種孩子不但經常腹痛，也容易嘔吐、腹瀉。並且因為陽氣不足，不能溫煦全身，手腳也常常是冰涼的。

脾虛積食也會引起腹痛

積食是兒童常見病，積食又會引起其他病症。我曾經接診過一個腹痛的孩子，孩子非常煩躁，不斷呻吟肚子痛。我摸一摸他的小肚子，很鼓，結果沒想到一碰，孩子哇一聲就哭了。孩子媽媽解釋說：「孩子的肚子不讓碰，他說肚子痛，我本來想給他揉揉肚子能舒服點，誰知道一碰就哭，說痛得更厲害了。」

我見這種情況，就問：「孩子食欲怎麼樣？排便如何？」

「平時吃得比較少，大便倒還正常，就是很臭。」

「孩子從什麼時候開始肚子痛的，一直這麼痛嗎，中間有緩解嗎？」

「今天早晨就開始了，剛才吐了，吐的都是昨天晚上吃的東西，吐完反而好點了。」

「昨天給他吃什麼了？」

「餃子，他喜歡吃，吃了好多。」

我又看看孩子的舌頭，摸摸脈，對孩子媽媽說：「我看這孩子多半是吃撐了。」

「吃撐了？」

「對，這孩子平時脾胃不太好，有積滯，所以一直吃不多。昨天遇見愛吃的東西，一下子吃太多了，胃腸負擔太重，消化不良。食物就在胃內腐化，堵在那兒了，氣機不通，所以孩子肚子痛，肚子脹，不讓碰。」

「那怎麼辦呢？」

「我給他開點消食的藥，回去大便拉出來，肚子空了，就不痛了。但這只是對症治療的辦法。孩子腹痛緩解了。再來診治。從根本來說，孩子肚子痛是因為積食，積食又是因為脾虛，最終還是要把脾調養好，以後才不容易生病。」

脾陽虛的孩子經常腹痛

對於一般孩子來說，腹痛都是一種突然出現的病症，但有些孩子卻時常會有腹痛發生，他們甚至都已經習慣了肚子痛，不當回事了。

朋友的孩子樂樂就經常喊肚子痛，家長要帶他上醫院，孩子又說不痛了。

後來朋友帶樂樂來找我，不是因為腹痛，而是因為孩子上課注意力不集中。樂樂看起來精神不好，很疲倦的樣子。我問他：「你平時有什麼不舒服嗎？」

「沒有，就是有時候肚子痛。」

我摸了摸樂樂的肚子，也很脹，但樂樂並沒有反對我碰他的肚子。

我按了按，問：「這樣痛嗎？」

「不痛。」樂樂說「現在不痛，痛的時候按一按會比較舒服。」

「哦，那還有什麼方法能緩解疼痛？」

「喝熱水。」

「你平時吃得多嗎？」

「不多，不好好吃飯。」朋友搶著說。

「還有什麼不好啊？」

「有時候拉肚子。」朋友說。

經檢查，樂樂舌淡苔白，脈很緩，我對朋友說：「樂樂是脾陽虛，就是陽氣不足，所以寒氣凝結在臟腑裡，就會肚子痛。喝點熱水，揉一揉，暫時溫暖一點，可能就緩解了，但過不了多長時間還得犯，所以他老說肚子痛。」

「哦……」朋友說「那他注意力不集中也與脾虛有關係嗎？」

「有啊，他脾不好，飯吃得少，營養跟不上，精神自然不濟，注意力怎麼會集中？」

「那怎麼辦啊？」

「要好好調理，補補脾，把體內的陽氣養一養。」

如果孩子經常腹痛，千萬不要因為腹痛不劇烈，或者能夠自行緩解就掉以輕心。這很可能是脾陽虛的表現，需要儘快調理，否則會影響孩子的身體發育，甚至智力發育。

脾胃不和，孩子不愛吃飯

孩子吃飯問題是家裡的頭等大事

在老百姓的心目中，有這樣一種觀念，那就是中醫擅長治慢病，擅長調理。所以，臨床上除了能遇到因為某種疾病就診的患者，也經常遇到感覺孩子身體不好，但也不能算生病了，需要中醫幫忙「調一調」的情況。

在需要調理的孩子中，「吃飯問題」占壓倒性多數。兒童，尤其是學齡前兒童，似乎再沒有什麼比吃飯更重要的了。要想聰明、健壯、長高，都必須以好好吃飯為根本，而厭食、偏食的孩子，不僅經常生病，身體和智力發育也會受到影響。

毫不誇張地說，孩子的吃飯問題就是家裡的頭等大事，為了孩子能好好吃飯，家長可是操碎了心。很多家長無奈之下，都會求助於中醫。

與吃飯關係最密切的兩個臟腑——脾和胃

大家都知道，負責消化的臟腑，是脾和胃。如果孩子不愛吃飯，家長也多少知道是孩子的脾胃出了問題。但細問一下，究竟脾胃在食物的消化吸收過程中起什麼作用呢？脾和胃的作用又有什麼區別呢？相信大部分家長就說不出個所以然。

其實，脾和胃雖然總是放到一起說，但它們的功能是既有區別又有聯繫的。

在消化功能的區分上，胃主納腐，脾主運化，就是說胃收納腐熟食物，脾將食物中的水穀精微輸布到全身各處。可以簡單地理解，胃的主要作用是消化，而脾是負責吸收的。脾胃在功能細分上雖然有所區別，但兩者都是負責為人體獲取營養的，所以密不可分。

另外，胃主降濁而脾主升清，就是說食物經過胃腐熟之後，通過胃氣的通降，下行至小腸，由小腸負責泌別清濁，清者就交由脾，通過脾氣的升發，輸送到全身各處；濁者則下注大腸或膀胱，通過大小便排出。可以說，脾和胃的一升一降，完成了食物從消化到排泄的全過程。

胃和脾的特性也有所不同，甚至可以說是相反的。胃喜潤惡燥，而脾喜燥惡濕。類似異性相吸的原理，脾為陰臟，所以喜燥惡濕；而胃為陽腑，所以喜潤惡燥。脾胃相互協調，脾能夠為胃受燥，胃也能夠為脾受濕。脾可以輸布津液滋養胃，胃又可以利用通降作用為脾除濕。

脾胃功能旺盛的孩子食欲佳、吃飯香、消化吸收功能良好，身體也長得結實，很少生病。

孩子厭食，往往是脾胃不和

王肯堂在其補訂的《明醫指掌》中說：「脾不和，則食不化；胃不和，則不思食；脾胃不和則不思而且不化。」非常明確地指出了厭食、消化不良的病因和臟腑基礎。在臨床上，面對厭食的孩子，醫生經常給出脾胃不和的診斷，甚至很多家長都把「脾胃不和」掛在嘴邊。那脾胃不和是什麼意思呢？是脾胃打架了嗎？

不和就是不調和的意思，脾胃不和是指脾胃功能失常，兩者之間失去相互協調。前面說了，胃喜潤惡燥，而脾喜燥惡濕，脾能為胃受燥，胃也能為脾受濕，如果脾胃之間失去協調，那麼脾就會受到濕的影響，而胃也會受到燥的危害，脾胃功能就會減弱，人的健康必然會受到影響。

一般來說，脾胃不和的孩子都比較瘦，臉色也不太好，但總的來說，症狀還是比較輕的，除了不思飲食、飯後腹脹外，沒什麼特別的表現，精神看起來也還好。如果這時候家長能注意對孩子的脾胃多加養護，孩子很快就能恢復食欲，不會影響身體健康。但是，如果家長不當回事，脾胃不和進一步發展，就有可能造成脾胃虛弱，這時候病情就比較嚴重了。

脾胃虛弱，孩子吃不下，身體弱，精神差

前面已說，發現孩子脾胃不和，家長應及時為孩子調養，很快就能恢復食欲，不會對孩子的身體健康造成很大影響。但如果任由孩子的脾胃功能不斷下降，不僅會造成更嚴重的消化問題，孩子也會變得體弱多病。

脾胃虛弱的孩子，除了吃不下飯以外，消化也很成問題，大便中往往會夾雜著不消化的食物殘渣。在臨床上經常見到脾胃虛弱的孩子，有些並不是來看厭食的，而是其他疾病，但一問都有厭食現象。吃不好，身體差，常生病。生病就更吃不下，形成惡性循環。

脾胃虛弱的孩子，一般都給人沒有精神的感覺，孩子不活潑，自訴乏力，也不愛說話，好不容易開口說話聲音卻小小聲。如果家長發現自己的孩子是這樣的，一定要到醫院好好調養一下脾胃，千萬別因為吃飯問題耽誤了孩子的身體發育。

脾胃虛弱，容易積食

百病積為先，很多兒童疾病都與積食有關

積食是指乳食停聚在中脘，積而不化，由氣滯不行所形成的一種脾胃病。《景岳全書．小兒則總論》指出：「蓋小兒這病，非外感風寒，則內傷飲食。」充分說明「積食」在兒童疾病中的地位。

臨床上，孩子的很多病看似種類各異，但往深裡探究，都與積食有關，比如咳嗽、發熱、反復感冒、肺炎、咽炎、頭痛、便秘、腹瀉、盜汗、貧血、夜啼、蕁麻疹等，都有可能是由積食引起的。

陳複正在《幼幼集成．哮喘證治》中說：「因宿食而得者，必痰涎壅盛，喘息有聲。」講的就是兒童積食與咳嗽的關係。而《脈經》中有「小兒有宿食，嘗暮發熱，明日複止，此宿食熱也」的說法，說明了積食也可能引起發熱。

說了這麼多，就是希望家長能明白，積食不是簡單的吃多了，不是一件小事，要引起重視，如果對孩子積食不聞不問，可能造成嚴重後果。

孩子積食的外在症狀

孩子為什麼會積食呢？因為脾胃虛弱。脾胃虛弱的孩子都厭食、不愛吃飯。為什麼會厭食，是因為乳食內積，克化不動。

脾胃虛弱的孩子，基本都很瘦，看著弱不禁風，臉黃黃的，特別沒精神，什麼都不愛吃，也懶得動，喜歡趴著睡覺，大便一般比較稀，夾著不消化的食物，舌苔白膩。

因為兒童脾常不足，所以特別需要精心養護，如果家長疏於照顧，餵養不當，很容易損傷小孩的脾胃功能。如果這時候還是不管不顧，就會導致脾胃虛弱。

孩子脾胃虛弱，多半是家長造成的

我經常對家長說：「你沒把孩子照顧好，他的脾胃功能太差了，所以體質才這麼差。」一般家長都會說：「我把他捧在手心上，還說沒好好照顧孩子。」

前幾天就有一個患者小涵，媽媽陪著進診室，門口還有爺爺、奶奶和爸爸。我看這陣仗，以為孩子一定是得了什麼大病，或者疑難雜症。一問才知道，孩子來看病，就是因為經常咳嗽。

小涵走進診室的時候，手裡還握著蛋黃派。

經過一番望聞問切，斷定孩子的咳嗽就是積食引起的，於是給孩子開了些消食導滯、宣肺化痰的藥，然後囑咐他媽媽：「這孩子脾胃功能比較弱，你一定要好好照顧他。」

小涵媽媽說：「我們一家子淨圍著他轉，好吃好喝的供著他，怎麼還脾胃虛弱呢？大夫，是不是得給他吃點什麼補補？」

我說：「看得出來，你們一家人都非常愛孩子，但愛孩子也得講究個方式，不能溺愛。你看他手上的零食，又多油又多糖，這麼多油和糖在身體裡，孩子的脾胃怎麼受得了。」

小涵媽媽說：「我也知道吃這些零食不好，但是沒辦法。」

「沒辦法就想辦法，零食戒不了先少吃。」

「是，您說得對，那飲食上還有什麼要注意的嗎？」

「三餐要有規律，好好吃主食，多吃蔬菜，適當吃點雜糧。那些油炸食品、餅乾、蛋糕，在中醫看來都屬於肥甘厚味，最傷脾胃，儘量少吃。」

很多家長都以為給孩子吃好的、穿好的，就是愛孩子，好好照顧孩子。其實，這還遠遠不夠。孩子不懂事，選擇食物時只會憑著自己的喜好，而家長如果一味地縱容，其實是害了孩子。

很多脾胃虛弱的孩子背後，都有一位甚至幾位溺愛他的家長。這些家長不是任由孩子隨意吃那些「垃圾」零食，就是以零食作為獎勵，哄騙孩子。這樣做的後果，不僅零食占了肚子，孩子吃不下正餐，不能很好地吸收營養，還會影響孩子的脾胃功能，使孩子更不願意吃飯，形成惡性循環。

說到這，您可能會問，愛吃零食是孩子的天性，怎麼辦？零食也分很多種，儘量給孩子選擇健康的零食，如水果、小堅果、優酪乳都是很好的有營養的零食。還是要注意，不是說水果、優酪乳有營養，就能隨便吃，「垃圾食品」就一口不能吃。凡事都有個度，水果、優酪乳這類食物，在不影響正餐的情況下，可以當成零食吃一點；而「垃圾食品」則要盡可能少吃。孩子不知節制，需要家長為他們把關，這才是真正對孩子好。

小胖子和豆芽菜，都是脾胃虛弱

胖孩子和瘦孩子，家長各有各的煩惱

經常聽到家長抱怨：「我家孩子太瘦了，怎麼都吃不胖，真讓人擔心。」這些家長往往還會羨慕家有小胖子的父母：「你瞧人家孩子，圓滾滾的，多可愛，身體多結實」。殊不知小胖子的家長也是一肚子苦水：「孩子胖，可是不結實，身體也不好，常生病。而且太胖還妨礙運動，長大了也不好看」。

我在臨床上見到的小患者，瘦弱的是多一些，胖的也不少，除了少數是來減肥的，大部分都是因為發熱、感冒來就診的。

脾胃虛弱，過胖和過瘦都不健康

為什麼現在孩子胖的胖，瘦的瘦，身材勻稱、形體結實的卻少呢？原因是多方面的，有外因也有內因，這內因多半是因為孩子脾胃虛弱。

瘦弱的孩子，就像「豆芽菜」，我們說這種孩子脾胃虛弱，比較容易理解。孩子脾胃功能不好，吃進去的食物不能很好地消化吸收，自然胖不起來。不僅如此，這種孩子臉色不好，睡眠也不好，所以上課總是沒精神，體育運動也不願意參加。

如果這時候還不注意調養脾胃，進一步發展，就會出現營養不良，也就是中醫說的「疳病」。這種孩子就瘦得非常明顯，肚子卻鼓鼓的，很脹，孩子的生長發育受到很大影響。

至於小胖子，大家可能覺得這種孩子很能吃，為什麼還是脾胃虛弱？光能吃不行，還得看看他吃進去能不能消化。

我鄰居家有個小胖妞，叫貝貝，有一天在社區裡碰見貝貝的外婆帶著貝貝，我就問她：「貝貝今天怎麼沒上幼稚園啊？」

「又發熱啦！」貝貝外婆歎口氣。

「哦，今天空氣好，帶出來曬曬太陽挺好的。」

「是啊，我也說是出來活動活動多好，可貝貝這孩子什麼都好，就是不愛動。」貝貝外婆跟我抱怨「她能吃能睡的，為什麼還老是生病啊？」

貝貝雖然胖乎乎的，但不結實，屬於老百姓講的虛胖。就問她外婆：「貝貝平時胃口好嗎？愛吃什麼呀？」

「胃口很好，很能吃，特別喜歡吃肉，一隻雞腿一會兒就吃下去了。」

「那貝貝排便正常嗎？」

「還行，每天都會大便，但很臭。」

「有聽說孩子抱怨肚子痛，或者哪不舒服嗎？」

「沒聽說肚子痛，倒是有時候說肚子脹，愛趴著。有時候還能見到孩子打嗝。」

「我看啊，這孩子是吃多了，不消化。很可能體內有積，所以才常生病。」

「我還以為貝貝胖嘟嘟的，應該挺健康的呢。」

「我們老人都喜歡孩子白白胖胖，覺得健康，其實這是一個誤區。孩子體質好不好和胖瘦沒關係。」

「您說的對，我就生怕給孩子餓瘦了，看她吃得多就開心。」

「貝貝還那麼小，給她吃那麼多，怎麼消化得了？食物積滯在身體裡，特別容易生內熱，上火，這時候再著涼，當然就容易感冒發熱。」

「原來是這樣，我以後可得多注意孩子的飲食。」

順著脾胃的脾氣吃，孩子才能真正健康

瞭解了脾胃功能對孩子健康的重要性，那怎樣才是對脾胃好呢？關鍵還是吃對。吃得對就是吃好一日三餐。《黃帝內經》中有「五穀為養，五果為助，五畜為益，五菜為充」的說法，把主食、果蔬、肉蛋奶合理搭配好，不偏食不挑食，適當多吃蔬菜，這就是最順著脾胃脾氣的吃法。

平時，可以適當多給孩子吃點具有健脾消食作用的食物，如山藥、山楂、紅棗等，具體做法和功效，後面的章節還會專門介紹。

第 2 章

孩子吃喝有講究，食物健脾最相宜

飲食講究「足、全、雜」，貴在有時有節

吃好是養脾胃的關鍵

孩子處於不斷生長發育的過程中，對營養的需求非常旺盛，所以負責消化吸收的脾胃就擔負起重要責任，發揮著巨大作用，可謂非常辛苦。兒童脾常不足，脾胃尚未發育完善，如果平時不注意對脾胃的養護，非常容易造成脾虛，影響營養的消化吸收，進而影響身體健康和生長發育。

怎樣養護脾胃呢？對於大多數孩子，除了補充維生素D，沒必要額外補充維生素和微量元素，只要好好吃飯就足夠。

沒錯！養護脾胃的秘訣就是好好吃飯。一日三餐的學問可大呢。先不說要色香味俱全，讓孩子愛吃，單就如何根據孩子的年齡合理攝入營養，就大有文章可做。

各年齡層孩子的膳食寶塔

孩子怎樣吃才合理，才能攝入最全面的營養，這對於每個年齡段的孩子來說是不一樣的。家長要根據孩子的年齡不斷調整食譜。要不斷學習新知識，不能想當然，更不能一成不變。

母乳是六個月以內嬰兒最理想的天然食品，是任何其他食物都無法代替的。按需哺乳，孩子

餓了就餵，想吃就吃。經常有家長問我，奶粉裡加入了各種營養素，是不是比母乳更有營養。不是的！奶粉廣告上都稱最接近母乳，模擬天然母乳成分。奶粉是給喝不到母乳的孩子喝的，是替代品。

母乳的蛋白質分子比牛奶小，嬰兒胃腸嬌嫩，更容易吸收母乳，胃腸負擔小，營養好。另外，母乳中含有很多有活性的抗體成分，對孩子有保護作用，可以讓孩子少生病。

可以說母乳千好萬好，只有一點缺點，就是缺乏維生素D，維生素D可以幫助鈣質沉積，對骨骼發育有好處。純母乳餵養的孩子，應該在醫生指導下補充維生素D或魚肝油（維生素AD）。如果是奶粉餵養或混合餵養，因為奶粉中已經含有維生素D了，所以補充的量要相應減少。

母乳再好，最多也只能管六個月，六個月以後，就要逐漸加其他食物了。因為這個時候的孩子，食譜仍然以奶為主，所以其他食物稱作副食品。

副食品的添加需要注意以下問題。

第一，不存在母乳沒有營養的說法，這時候的母乳，可能看起來淡一點，那是因為根據孩子

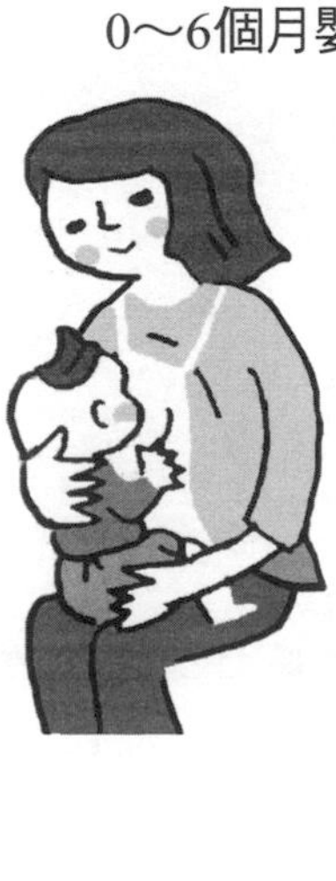
0～6個月嬰兒喝奶即可
母乳是6個月以內嬰兒最理想的天然食品
按需哺乳。每天一般餵奶6～8次以上
可在醫生的指導下，使用少量營養補充品，如維生素D或魚肝油

的生長需要，母乳的成分隨之發生改變，原來需要更多脂肪，母乳看起來稠，現在需要更多蛋白質，母乳看起來就比較稀。

第二，這個時候的孩子，主食依然是奶，千萬不要本末倒置。在臨床中經常遇到這樣的病例，幼兒不到一歲就消化不良，一問，加副食品後孩子不愛喝奶，又怕孩子營養不夠，就餵了好多米糊、果蔬泥。這是不行的，這時候的孩子營養來源主要還得靠奶，對其他食物的消化吸收能力有限，如果給予太多副食品，超出脾胃負擔的範圍，會導致積食，消化不良。

第三，四～六個月，從母體中帶來的鐵也消耗殆盡了。母乳中鐵含量也有限，所以這個時候要注意補充鐵質。一是強化鐵配方的營養米糊，這也是現在兒科醫生都不主

6～12個月嬰幼兒開始添加副食品

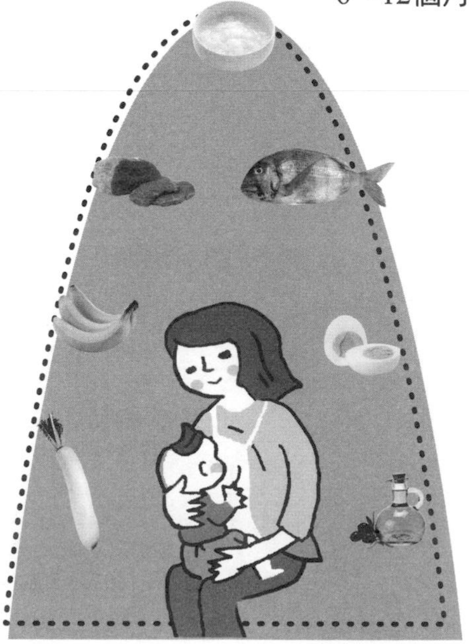

逐漸添加副食品，至12月齡時，可達到如下種類和數量：

穀類40～110克
蔬菜類和水果類各25～50克
雞蛋黃1個或雞蛋1個
魚、禽、畜肉25～40克
植物油5～10克

用嬰兒配方食品補足母乳的不足（母乳、嬰兒配方奶600～800毫升）
繼續母乳餵養

張家長給孩子自製米糊的原因，因為白米裡面鐵含量少。二是要逐漸開始吃點肉，一定要紅肉才能補鐵，這也是孩子長大以後攝取鐵的主要來源。

第四，六個月對孩子來說是個分界點。很多家長都有這樣的體會，孩子六個月前身體好好的，沒什麼問題。一過了六個月，感冒、發熱、出疹子，一波接一波。這是因為從母體內帶來的保護性抗體耗盡了，孩子要靠自身免疫力來抗擊細菌、病毒。這時候，更要注意孩子的飲食，細心觀察孩子的糞便，發現一點積食的苗頭就趕快調整，要不然一著涼受風，就會很容易感冒。

孩子一歲以後，能吃的食物種類和成人沒什麼區別了，只不過孩子的牙還

1～3歲幼兒逐漸過渡到成人飲食

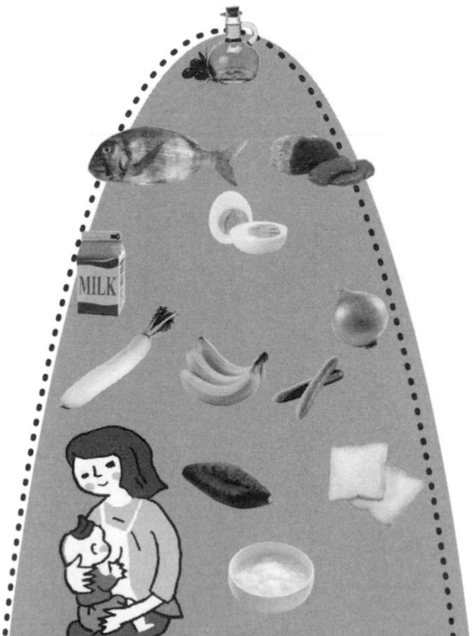

油20～25g

蛋類、魚蝦肉、瘦畜禽肉等100g

蔬菜類和水果類各150～200g

穀類100～150g

母乳和乳製品，繼續母乳餵養，可持續至2歲，或幼兒配方食品80～100g

沒長全，咀嚼功能有限。

這時候，家長做飯，要特別注意以下幾點。

第一，少放鹽。幼年的口味會伴隨孩子一生，而且兒童期攝入過多的鹽會增加成年後患高血壓病的風險。所以，給孩子吃的飯一定要非常淡，尤其是口味重的家長，為了孩子也為了自己的健康，最好隨著孩子一起改變一下自己的飲食習慣，吃清淡一些。有的家長可能會覺得不放鹽沒味道，難吃，孩子不愛吃。那都是一廂情願的想法。孩子的舌頭沒有經過各種調味料的刺激，味蕾非常敏感，能吃出食物本身的鮮甜味道。很多在大人看來毫無滋味的食物，孩子都能吃得有滋有味。

第二，食物要儘量軟、碎、爛。家長千萬不能貪圖方便，覺得孩子既然什麼都能吃了，就跟大人一起吃。孩子可以和大人吃一樣的食材，但一定要另外烹調。成人至少有二十八顆恆齒，兒童卻只有二十顆乳牙，想想孩子用乳牙咀嚼和大人一樣的食物，多麼費勁。如果不把他的食物做得軟、碎、爛，孩子要麼吃不下，要麼整個咽下去。這樣難以消化，不是給脾胃找麻煩嗎？孩子要是積食，百分之百都怪家長。要多注意孩子的大便，如果總有不消化的食物，飯菜就得做細緻點。

從三歲開始，孩子的飲食從形式到內容基本都與成人沒有太大區別。左頁上圖是學齡前兒童的膳食均衡範例，下圖是成人的膳食均衡範例，比較一下，是不是非常相似。飲食的種類與結構

3歲開始與家人一同進餐，打下飲食習慣好基礎

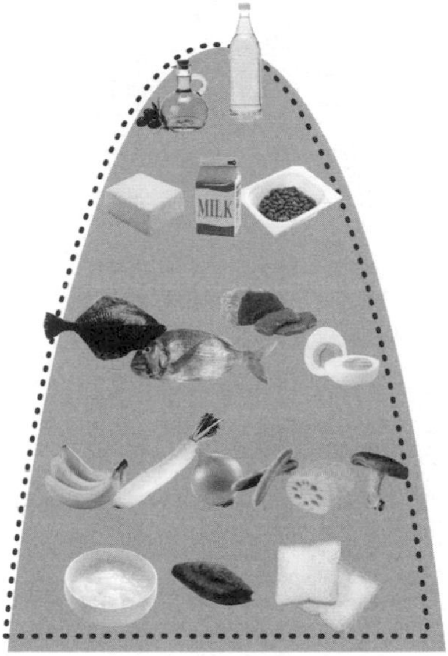

植物油25～30克
奶類及奶制品300～400克
大豆類及其製品25克
魚蝦類40～50克
畜禽肉類30～40克
蛋類60克
蔬菜類200～250克
水果類150～300克
穀類180～260克
適量飲水

成人均衡飲食

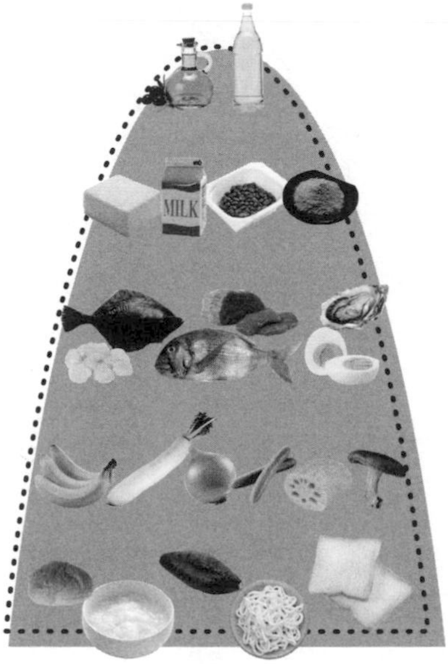

油25～30克
鹽6克
奶類及乳製品300克
大豆類及堅果30～50克
畜禽肉類50～75克
魚蝦類50～100克
蛋類25～50克
蔬菜類300～500克
水果類200～400克
穀類薯類及雜豆
250～400克
水1200毫升

完全一樣，只不過，學齡前兒童進食的量要比成人少一些。隨著孩子的成長，各種食材的攝入量也會逐漸接近成人。

三歲以後，孩子的飲食要訣是「足、全、雜」，這不僅是兒童階段的飲食要領，也是一生的飲食指南。

足，是指營養足夠。不是多吃，更不能吃撐。家長總是希望看到孩子多吃，吃得越多越好。但別忘了，脾胃的能力有限，超出身體需要的食物，要麼變成脂肪囤積起來，使孩子小小年紀就超重、肥胖；要麼消化不了，積存在體內，使孩子生病。老話講，「若要小兒安，三分饑和寒」是有道理的。孩子不能吃到十分飽，因為孩子往往不知饑飽，任由他吃，很可能就吃太多。

而且，從胃腸吃飽到大腦感受到飽，需要一段時間。往往吃到七分飽時停下來，過一會兒，大腦才會反應過來，其實已經完全吃飽了。一般來說，每餐控制在七八分飽就可以了，不僅對孩子，成人也是一樣。

全，是指營養全面。每天的飲食中，七大營養素——蛋白質、脂肪、碳水化合物、水、維生素、礦物質和膳食纖維應全面攝取，合理搭配，一個不能少。簡單來說，就是主食、果蔬、肉蛋奶都要按照膳食寶塔的比例均衡攝取，哪一類也不要多吃，哪一類也不能少吃。

雜，是指食物多樣。世界上每一種食物都有它存在的價值。沒有絕對的有營養，也沒有絕對的沒營養。所有天然食物，都有它獨特的營養結構，攝入食物的種類越多，營養越全面。

如果能做到以上這些要求，相信不僅孩子的身體素質好，長大後的飲食習慣也會很好，一生都會少受疾病的困擾。

乳貴有時，食貴有節

除了六個月以內的嬰兒可以隨時吃奶，沒有限制外，從孩子開始吃固體食物開始，就要逐漸養成固定的進餐時間。孩子三歲以後，就一定要養成三餐定時、規律飲食的習慣。

另外，家長要為孩子的飲食把關，做到「有節」。首先，不能吃得太飽。其次，食材的選擇要有原則，天然的、應季的、營養豐富的食物應該多吃；而油炸食品、垃圾零食應該儘量少吃。在此基礎上，可以適當多吃一些健脾消食的食材，如山藥、紅棗、山楂等，這些既是普通的食材，也是常見的中藥材，加入孩子的日常飲食中，還是有很好的保健防病效果的。最後，千萬不要讓孩子養成偏食的習慣，《景岳全書》中說「小兒飲食有任意偏愛者，無不致病，所謂爽口味多終作疾」，意思是說偏食最終都會導致疾病發生。在這一點上，家長自己首先要以身作則，自己都偏食，怎麼能要求孩子呢？

千萬不要在飯桌上訓斥孩子

中醫說「思傷脾」，情緒對脾胃功能的影響很大。進餐氛圍和諧愉快，孩子的胃口會較好，吃較多，消化得也更好。如果在進餐時訓斥孩子，會嚴重影響孩子的食欲，傷害孩子的脾胃，造成厭食、積食等一系列不良後果。

還要提醒各位家長，孩子不是生下來就會自己吃飯的，需要有個「學習」過程，孩子可能會把飯菜弄得到處都是，有一些孩子學會用勺或筷子會比同齡孩子晚一些，家長千萬不要著急，更不能因此而打罵孩子，一定要有耐心，多鼓勵、引導孩子，畢竟沒有人學不會自己吃飯，只是時間問題。

健脾固腎，常吃山藥身體壯

保命強身的山藥粉

山藥是著名的藥食兩用之物。《神農本草經》將山藥列為上品，稱其「味甘性平，主傷中，補虛羸，除寒熱邪氣，補中，益氣力，長肌肉，久服耳目聰明，輕身，不饑，延年」，給予很高評價。

山藥自古以來就是強身保健的明星食材，關於它，流傳著很多傳說。其中有一個故事，可以講給孩子聽，不但十分有意思，還有一定的教育意義。

相傳，在一個小村子裡，有一個居心歹毒的兒媳婦，因為不想贍養年邁的婆婆，總是盼著老太太早點歸天。這個壞兒媳每天也不伺候婆婆，飯都不願意做，每天只給婆婆喝一碗稀粥。老太太的兒子對媳婦的所作所為也是不聞不問，任其行事。一段時間以後，婆婆身體越來越差，渾身無力，臥床不起。

這件事情讓村裡的一個老中醫知道了，他非常同情這位可憐的老人，也想教育這對不孝的兒子與兒媳。他將計就計想出了一個主意，讓村裡人傳出去說自己有一種慢性毒藥，能不知不覺就把人毒死。

果然，這個消息傳到那對夫婦的耳朵裡，他們就上門向老中醫討要。老中醫對他們說，我這裡有一種藥粉，你們回去把這個摻在老太太的粥裡，保管她吃了活不到百日。

小倆口回去以後就照這個方法做了，兒媳婦把藥粉摻在粥裡，天天給她婆婆吃。讓他們沒想到的是，十天之後，老太太能夠起床活動了，三個月以後老人身體養得白白胖胖。

老太太身體好了，在村裡逢人就誇這兒子媳婦孝順。這對夫婦此時方知老中醫的良苦用心，想起以前所作所為，真是羞愧難當。

老中醫因勢利導，教育他們要好好做人，並告訴他們，那個藥粉就是山藥曬乾後磨成的粉。經過這番調教，兩人變成了一對孝順的夫妻。這一味「山藥」不僅保住了老太太的命，也「救」

了一家三口。

山藥吃法有講究

一般中藥店買的藥材是乾製的山藥飲片，而鮮山藥在日常餐桌中也非常常見。山藥既可以用來炒菜，也可以製成糕點，可脆可糯，甜鹹皆宜。

經常給孩子吃點山藥，不但味道好，而且健脾補肺的功效也非常顯著，還有增強免疫功能、促進胃腸運動的作用。

枸杞木耳炒山藥

材料

山藥……………………1根、約500克
水發木耳……………………50克
枸杞……………………10克

調料

蔥、薑各5克，植物油、鹽、雞精、黃酒各適量

作法

① 山藥洗淨、去皮、切片，放入水中防止氧化；木耳、枸杞洗淨；薑洗淨，切絲；蔥洗淨，切末。

② 鍋中放油，放入薑絲爆香後，先放入山藥翻炒2～3分鐘，再放入木耳、枸杞，加入黃酒，翻炒2分鐘。

③ 放入蔥末，調入鹽和雞精，翻炒均勻即可。

功效　枸杞滋補肝腎、益精明目；木耳潤肺養陰、補血養血；再搭配能夠健脾固腎的山藥，使這道菜具有益氣養陰、健脾養血的功效，特別適合體質弱、貧血的孩子日常食用。

山藥海帶豬骨湯

材料

山藥……………………50克
海帶……………………50克
豬棒骨……………………300克

調料

醋、鹽各適量

作法

① 海帶泡發，切片；山藥洗淨、去皮、切塊，放入水中防止氧化；豬棒骨洗淨，剁塊，汆燙，去浮沫。

② 將山藥、豬棒骨一起放入砂鍋中，加適量清水，大火燒開後轉小火煲1小時。

③ 放入海帶，滴入醋，繼續小火煲40分鐘，加入鹽調味即可。

功效　海帶中含有豐富的碘，是合成甲狀腺激素的重要原料，對兒童生長發育，尤其是智力發育有重要作用；豬骨燉湯不僅滋味醇厚，而且有一定壯骨作用；搭配有益脾胃的山藥，使這款湯具有強健骨骼、促進生長的作用，特別適合消瘦、食欲不佳的孩子食用。

藍莓山藥

材料

山藥……………………半根、約200克
藍莓……………………50克

調料

藍莓醬適量

作法

① 山藥洗淨、去皮，切長條；藍莓洗淨。

② 山藥蒸10～15分鐘，至熟透。

③ 取出裝盤，淋上藍莓醬，周圍以藍莓裝飾。

功效　藍莓不僅味道好，還含有豐富的維生素C、花青素，對孩子的視力和免疫力都有好處；這道菜酸甜可口，讓小朋友胃口大開，就算不愛吃飯的孩子也會忍不住多吃幾口。

山藥食用注意事項

鮮山藥屬於根莖類蔬菜，含澱粉較多，挑選時，要用手掂一掂重量，大小相同的山藥，較重的更好。同時，要注意觀察山藥的表面，不要有明顯的斑痕（爛斑、傷斑、蟲斑），有些山藥表面覆蓋著較多的土，更要仔細觀察。要著重看山藥的斷面，肉質應呈雪白色，這說明是新鮮的，若呈黃色似鐵銹，甚至有黑點，切勿購買。

還有一個關於山藥口感的小竅門，如果喜歡比較綿密的口感，或者用來做甜點，一定要選鬚毛多的山藥，鬚毛越多的山藥所含的山藥多醣越多，口感越綿密。如果是炒菜用，喜歡吃脆脆的山藥，那麼選擇表面比較光滑的山藥更合適。

乾山藥大家一定要去正規中藥店購買，品質比較好。在市場上，經常能遇到用木薯冒充山藥的情況，可以簡單區分一下。山藥片中間沒有心線，而木薯片中間有心線，有時心線掉了，會留下一個小洞。如「山藥片」中間有小洞，一定是木薯片。山藥的皮很薄，切片前都會被削乾淨；而木薯皮要厚得多，經常會有殘留的皮，凡有皮者，必是假山藥。山藥乾片用手摸時，感覺比較細膩，會有較多的澱粉粘在手上；而木薯纖維比山藥粗，手摸感覺比較粗糙，留在手上的澱粉也比較少。另外，山藥容易煮爛，而木薯很難煮爛。

山藥雖然沒有什麼特別的飲食禁忌，但要注意，孩子體內有實邪的時候，不宜吃山藥。

山藥對症食療方

白术山藥粥

材料

乾山藥……30克
白术……30克
白米……適量

調料

冰糖適量

作法

① 乾山藥、白术研成細末，白米洗淨。

② 鍋中放入白米，加適量清水燒開，轉小火煮至粥將成，放入山藥、白术末，再煮10分鐘即可。

③ 食用時可加適量冰糖調味。

功效　脾補虛，適用於脾胃虛弱、不思飲食的孩子。

山藥散

材料

乾山藥……30克
米湯……適量

作法

乾山藥炒成黃色，研為細末，用米湯送服。

功效　補脾益氣、澀腸止瀉，適用於兒童腹瀉。

山楂來開胃，孩子吃飯香

讓貴妃胃口大開的小紅果

說起山楂，很多孩子都會不自覺地咽口水。我們小時候，最喜歡吃的零食要數糖葫蘆了。酸酸的山楂上裹著甜甜的糖殼，一口咬下去，酸中帶甜，甜中有酸。還有很多山楂製成的零食，像京糕、炒紅果，家長都喜歡買點給孩子吃，因為能夠開胃消食。這不僅是老百姓的印象，大藥學家李時珍也肯定了這一點，他認為山楂「化飲食，消肉積癥瘕」「凡脾弱食物不化，胸腹酸刺脹悶者，於每食後嚼二三枚，絕佳」。山楂不僅是老百姓常用的消食化積之物，還治好了貴妃娘娘的消化不良。

相傳，在唐代天寶年間，唐玄宗李隆基的寵妃楊玉環患了消化不良，出現脘脹、食欲缺乏、腹瀉等症狀。唐玄宗見愛妃整天愁眉不展，不思飲食，非常著急，趕緊讓御醫給她診治。沒想到，御醫用了無數名貴的藥材，楊貴妃的病不但沒好，反而加重了。

於是，唐玄宗張皇榜尋訪天下名醫為貴妃治病。有位道士把皇榜揭去，說他能治好貴妃的病。道士入宮診視，察貴妃脈象沉遲而滑，舌上佈滿厚膩苔，心中有數，馬上寫下一個非常簡單的處方：棠棣子十枚，紅糖半兩，熬汁飲服，日三次。

開完藥，道士就走了，也不等著領賞。唐玄宗雖然將信將疑，但眼見宮裡的御醫都束手無策，也只好命人按照道士的方子抓藥。誰知用藥不到半個月，貴妃的病真的好了。

方中的棠棣子，至宋代《本草圖經》確認是山楂的別名。據說楊貴妃為了討皇上歡心，經常食用一道叫作「阿膠羹」的藥膳，以使肌膚細嫩光滑，但阿膠藥性滋補，久食則膩胃，就會出現腹脹、食欲缺乏之類的症狀。道士正是斷出了楊貴妃的病根，才給她開這道「山楂糖水」來化食治病。此後，楊貴妃服食阿膠羹的時候，也會同食山楂，果然再也沒有犯過消化不良的毛病了。

山楂吃法有講究

鮮山楂是一種很好的水果，維生素C的含量比柑橘還要高。可以在飯後半小時吃上幾個，但千萬別吃多了，因為山楂中的有機酸含量很高，吃多胃會難受。除了直接吃，山楂還適合做成各類點心，如山楂糕、山楂餅都深受小朋友喜歡。另外，燉肉時放

山楂果茶

材料

山楂……………………約500克

調料

白糖適量

作法

① 山楂洗淨，去核。

② 鍋中加入適量清水，放入山楂，大火煮開後，小火煮至山楂軟爛。

③ 盛出山楂，晾涼後倒入果汁機打碎，放冰箱冷藏。

④ 飲用時加適量白糖即可。

功效　將山楂煮熟能破壞部分有機酸，使山楂的性質更溫和。夏天小朋友容易胃口不好，可以適當給他喝這款果茶。或者過年過節時，飯菜比較油膩，搭配這款果茶作為飲料更好。

點山楂，不僅肉容易燉爛，味道也十分鮮美。如果鮮山楂一次買太多，可以切片曬乾保存，隨時取一點泡水喝。

山楂食用注意事項

每年8～10月份，是山楂成熟的季節，中國北方可買到新鮮山楂，台灣可在中藥行購買山楂片。

挑選新鮮山楂，要仔細查看表面有沒有裂口、蟲眼，這樣的山楂不要選。新鮮的山楂，顏色比較紅亮，如果呈深紅色，那應該是採摘時間比較長了。山楂果肉質地緊實，所以捏起來感覺比較硬，如果捏起來很軟，最好不要挑選，因為可能過熟，買回家放不久。可以抓幾個山楂在手裡掂一下，還是有點墜手的比較好。至於山楂的大小，可以挑選個頭大的，果肉較多。

如果購買乾山楂片，挑選時要注意山楂片的形狀，切片薄而大的品質好，厚而小的品質差。一般來說，皮色紅豔、肉色嫩黃的好；皮色紅褐、肉色萎黃的放置時間較長。但現在市場上有些不法商販，會用硫黃薰蒸，使乾山楂片看起來顏色亮麗，如果發

山楂粥

材料

山楂……100克
白米……100克
紅棗……10枚
葡萄乾……20粒

調料

冰糖適量

作法

① 山楂、紅棗洗淨，去核，白米、葡萄乾洗淨。

② 鍋中加入適量清水，放入白米、山楂、紅棗，一同煮至米爛粥稠，再加入葡萄乾、冰糖，煮至冰糖化開即可。

功效　這款粥冷熱皆宜。冬天可以趁熱喝，夏天可以放涼再喝，口感都很好。紅棗有補脾和胃、養血安神的作用；葡萄乾含有豐富的葡萄糖，有補氣血、益肝腎的作用；搭配開胃消食的山楂，能提高孩子食欲，使營養吸收更好，特別適合食欲不佳、體質比較虛弱的孩子經常食用。

山楂對症食療方

麥芽山楂飲

材料

焦山楂……6克
炒麥芽……10克

調料

紅糖10克

作法

① 將焦山楂、炒麥芽放入鍋中，加適量清水煎煮30分鐘。
② 取汁，加入紅糖，分兩次飲用。

功效　健脾開胃、消食化滯，適用於兒童厭食。

山楂陳皮粥

材料

山楂……20克
陳皮……3克
白米……50克

作法

① 將焦山楂、炒麥芽放入鍋中，加適量清水煎煮30分鐘。

② 取汁，加入紅糖，分兩次食用。

功效　健脾燥濕、消脂減肥，適用於脾虛濕困型兒童肥胖。

山楂棗金湯

材料

山楂……12克
雞內金……6克
紅棗……8枚

調料

白糖適量

作法

① 山楂、紅棗洗淨，去核。

② 山楂瀝乾水分，放入鍋中炒至表面顏色變深。

③ 將山楂、紅棗、雞內金一同放入鍋中，加清水2碗，中火煎煮30分鐘。

④ 飲用時加適量白糖調味。每天兩次，連服三天。

功效　補中健胃、消食化滯，適用於兒童食積不化、偏食消瘦。

現山楂片的顏色紅豔得不自然，可以拿起來聞一聞，有沒有硫黃刺鼻的酸味。最後用手抓一把山楂片，捏緊，然後鬆開手，山楂片立即散開，說明比較乾燥；如果仍蜷縮在一起，展開緩慢或展不開，說明比較潮濕，這樣的不要選。

補脾補血，一日三棗氣色好

水果中的「寶石」

說紅棗是水果中的「寶石」，一點也不誇張。它顏色通紅，遠遠看去，就像是一顆碩大的紅寶石。而且，紅棗味道甜美，營養價值也非常高。新鮮的紅棗維生素C含量遠遠超過其他水果，而乾製的紅棗含有豐富的糖分、蛋白質和微量元素，《名醫別錄》稱其「補中益氣，堅智強力，久服不饑」。

相傳，紅棗是大禹的女兒璪培育的。在上古時代，大禹為了治水，常年奔波在外，而禹的女兒在十三歲那年，決定追隨父親，一同為天下蒼生造福。

於是，璪沿著禹疏通了的河道尋找父親。有一天夜裡，璪走到了滄州一帶。因為天黑看不清路，摔倒在河堤上。璪伸手使勁插入河堤的泥土中，才沒有掉下河去。當她把手抽出來時，發現一束亮光從小洞裡射了出來。原來河堤裡埋了許多寶石。

這些寶石原本都是龍王的，因為遭到白玉鳳星的嫉恨，大海被填平了，龍王也逃走了，卻沒有帶走那些珠寶，就埋在土裡。

璪順手抓了一塊紅顏色的寶石，寶石發出了耀眼的光。土地神見璪拿到了寶石，就對璪說，這寶石只能夜晚玩，白天必須埋在泥土裡，如果被白玉鳳星知道，一定會有麻煩。

土地神走後，璪借著寶石的光，爬上河堤，在一塊草地上躺了下來。這時她又累又餓，情不自禁地把寶石放到了嘴裡。誰知這寶石在嘴裡發出一股清香，還流出了甜絲絲的汁液。璪咽了幾口，立刻就不覺得餓了。

璪遵照土地神的囑託，用土埋好了洞口，將她喜愛的那顆紅色寶石埋在了河堤上，做了記號，繼續尋找父親。

後來璪找到了父親，帶他來到埋寶石的地方，發現那裡有一棵大樹，樹上掛滿了果實，果實晶瑩透亮，紅紅的，和寶石一模一樣。原來那棵大樹就是璪埋下的寶石長成的。

父女二人吃了幾顆樹上的果子，立刻不渴、不餓、不累了，大禹非常高興，說這些果子正好可以分給饑民吃。

他們趕忙把樹上的果子摘下來，分給饑民，可饑民太多了，一棵樹上的果子不夠吃。於是璪就留下來，幫饑民們種這種樹。
後來，這些樹幫饑民們渡過了難關，人們為了紀念璪，創造了一個「棗」字為這種樹命名，並把璪尊為棗祖。

紅棗吃法有講究

鮮棗可以當做水果直接吃，脆甜脆甜的，非常好吃，需要注意的是，吃幾顆就行了，吃多不好消化，家長一定要控制好量。乾紅棗適合做各種湯、粥、甜品，簡直是百搭食材。左頁三款紅棗食譜，家長可以做給孩子吃。

紅棗食用注意事項

好的鮮棗，應該皮色紫紅，顆粒飽滿且有光澤，說明成熟度和新鮮度都較高，如皮色青綠又沒有光澤，則說明比較生，還沒有完全成熟。如果鮮棗的表皮有鏽紋、斑點，則說明存放時間較長，不宜選購。另外，一定要注意，不要選表皮過濕或有爛斑的棗，這種棗很可能澆過水，容易爛，不能久存。還有一些棗是在還沒完全成熟之前就採摘，才慢慢放到後熟顏色變紅，這種棗與自然成熟的鮮棗的棗紅色不同，自然成熟的棗紅中有光，先摘再放紅的棗較沒光澤，發暗，並帶褐色，口感也不如自然成熟的棗那樣甜脆。

黑木耳紅棗瘦肉湯

材料

紅棗……10枚
黑木耳……15克
豬瘦肉……150克

調料

鹽適量

作法

① 黑木耳泡發，去根，洗淨，撕成小朵；紅棗去核、洗淨；豬瘦肉洗淨，切塊，汆燙，去浮沫。

② 鍋中加適量清水燒開，加入豬瘦肉和紅棗、黑木耳，大火煮開後轉小火煲90分鐘，加鹽調味即可。

功效　益氣和中，補血健脾。湯中的三種食材都含有豐富的鐵，是補血的佳品。食用的時候，不要只喝湯，食材也要一起吃。經常食用，對預防兒童缺鐵性貧血有很好的作用。

紅棗枸杞蒸蛋

材料

紅棗……10枚
枸杞……10克
雞蛋……3個

調料

醬油、味精、香油各適量

作法

① 紅棗洗淨，去核，切碎；枸杞洗淨。

② 雞蛋磕入碗中，打碎，加入紅棗和枸杞子、味精、香油及適量清水，攪拌均勻。

③ 中火蒸熟，淋上醬油即可。

功效　滋腎健脾，養血助陽。這道菜特別適合體質較弱的孩子補充營養、增強體質、預防貧血。

紅棗粥

材料

紅棗……10枚
白米……100克

調料

白糖適量

① 紅棗洗淨，去核，切碎；白米洗淨。

② 白米與紅棗一同煮粥，食用時加白糖調味。

功效　健脾，補中益氣。這款粥做法非常簡單，味道甘甜可口，不但適合日常食用，在孩子患病，消化功能減弱時，也可服食這款粥補養身體。

紅棗對症食療方

小麥紅棗粥

材料

紅棗……6枚
小麥……50克
白米……60克

作法

① 小麥、白米洗淨；紅棗洗淨，去核。

② 將小麥放入砂鍋中，加水煮爛，取汁，再加入紅棗、白米一同煮粥。每天中午、下午空腹時各飲用一次。

功效　養心安神、補脾益胃，適用於兒童體虛多汗。

黨參白朮紅棗湯

材料

紅棗……5枚
白朮……10克
黨參……10克

作法

將紅棗、白朮、黨參一同煎煮30分鐘。

功效　補中益氣，適用於脾胃虛弱、倦怠乏力、食少便溏的孩子。

優質的乾紅棗表面暗紅色，略帶光澤，有不規則皺紋，基部凹陷，有短果柄，肉質柔軟，有彈性，有自然的甜香味，沒有蟲蛀。紅棗的果核應該呈紡錘形，兩端銳尖，質地堅硬。

紅棗性質偏溫，不能多吃，尤其是體內有濕熱的孩子，吃多了會出現口渴、腹脹等不良反應。

吃點蓮子，胃口好，睡得香

寄託母愛的蓮子湯

蓮子是蓮的果實，蓮子可說一身是寶，它的花、葉、根都具有食用和藥用價值。蓮子口感甜糯，非常可口，《神農本草經》將其奉為上品，稱其可以「補中，養神益氣力」，但蓮子裡面還藏著一根細細的綠心，那可是苦得不得了，卻是去火的良藥——蓮子心。

說起蓮子，想起一個典故。

南宋著名大思想家、大教育家朱熹在少年時父親就去世了，他與母親便投靠五夫里的劉子羽。五夫里依山傍水，以盛產建蓮而聞名，每日，少年朱熹便對著萬畝蓮田，誦讀詩書。

有一天，烈日當空，酷熱難當，朱熹像往常一樣在蓮田念書，他的母親端著一碗蓮子湯，大老遠給他送了過來。朱熹接過蓮子湯，又將它端到母親面前，說：「母親，您每日操勞，還是您先喝吧！」

看到孩子這樣聰明懂事，母親非常欣慰，她對朱熹說：「孩兒，蓮乃花中之君子，它渾身都是寶，做人也該如此，要做一個有用的人。」

朱熹聽了，接過了母親手上這碗蘊涵著做人哲理的蓮子湯，細細地品味這番意味深長的話語，沉思良久，體會到母親的「憐子」之心。

從此，朱熹更加發憤讀書，十九歲便榮登進士。

蓮子吃法有講究

平時吃的蓮子一般都是乾蓮子，是煮粥、做甜點的好食材。如果有機會買到新鮮的蓮蓬，可以嘗一嘗鮮蓮子，口感脆嫩，十分好吃。

左頁三道蓮子食譜，平時經常給孩子做一些加入蓮子的菜肴，對調整孩子的食欲、睡眠都有好處。

蓮子煲豬肚

材料

蓮子（去心）……………………50克
豬肚……………………………300克

調料

蔥、薑、鹽、味精、料酒、植物油各適量

作法

① 蓮子用清水浸泡2小時，洗淨；豬肚洗淨；蔥洗淨，切段；薑洗淨，切片。

② 將豬肚煮熟，切片。

③ 鍋中放油，下蔥、薑、豬肚，翻炒片刻，加入料酒、蓮子、適量清水，煲30分鐘，加鹽、味精調味即可。

功效　豬肚和蓮子都具有健脾養胃的功效，特別適合孩子日常食用，對脾胃具有很好的保養作用。

蓮子粉粥

材料

蓮子（去心）……………………20克
白米……………………………100克

調料

醋、鹽各適量

作法

將蓮子用食品加工機打成粉，與白米一同煮粥，加白糖調味即可。

功效　具有益氣、健脾、安神的功效，一次可多打一些蓮子粉備用。晚飯時給孩子煮一碗蓮子粉粥，簡單方便；孩子生病時也可以喝這種粥，以養神補身，有利於疾病恢復。

紅棗蓮子湯

材料

紅棗……………………………100克
蓮子（去心）…………………100克

調料

冰糖適量

作法

① 紅棗洗淨，去核；蓮子洗淨。

② 鍋中加適量清水，放入紅棗、蓮子，煮熟爛後，加冰糖調味。

功效　健脾補血，養心安神。這款湯特別適合作為考生「補品」，對於學業負擔重、學習壓力大的孩子，這道菜可以很好地補充用腦過度消耗的精神與體力。

蓮子食用注意事項

平時食用的一般都是乾蓮子，優質的乾蓮子應該顆粒飽滿，沒有蟲蛀。不要選購特別白，而且顏色特別均勻的蓮子，這種蓮子很有可能經過漂白處理。真正天然的、上好的蓮子，不會通體顏色統一，應該是白色中帶點黃色。挑選蓮子時，可以抓一把在手中聞一聞，品質好的蓮子具有本身帶有的淡香味，而漂白過的蓮子會帶有一些刺鼻的氣味。好的蓮子應該非常乾燥，容易儲存。購買的時候，可以抓一把起來，如果聽到很清脆的響聲，說明是非常乾燥的蓮子。

蓮子有收澀作用，所以大便乾燥的孩子不宜食用。

蓮子對症食療方

蓮子白朮芡實湯

材料

蓮子 ······ 15克
白朮 ······ 15克
芡實 ······ 15克
豬瘦肉 ······ 50克

調料

生薑2片，鹽、味精各適量

作法

① 蓮子、芡實洗淨，用清水浸泡2小時；白朮洗淨；豬瘦肉洗淨，切塊，汆燙，去浮沫。

② 將蓮子、芡實、白朮、生薑與豬瘦肉一起放入鍋中，加適量清水，大火煮沸後轉小火煲2小時，加鹽、味精調味即可。

功效　養心安神、補脾益氣，適用於脾虛造成的兒童夜啼。

蓮子粥

材料

蓮子 ······ 30克
茯苓 ······ 20克
海松子 ······ 10克
白米 ······ 50克

調料

白糖適量

作法

① 將蓮子、茯苓研成細末，與白米一同煮粥。

② 快熟時下海松子，煮至米爛粥稠，加白糖調味即可。

功效　健脾固腎，適用於兒童遺尿問題。

第 3 章

藥食同源，白色食物最宜養肺

肺以通為補，以潤為養

補肺就是要保證氣機運行通暢

說起「補」，在人們的傳統印象中，應該是吃一些非常有營養的滋補食物，比如人參、鹿茸之類，似乎不這樣就不叫「補」。但實際上，不同臟腑的功能特性不同，補的方式也各異，不能一味追求「大補」。

前面說過，肺主氣，肺的主要功能就是主氣主宣降，所以補肺就是要幫助肺維護好它的功能，保持氣機運行通暢。如果吃多了傳統意義上的滋補食物，如羊肉、龍眼等，不但不利於肺的健康，還會因為這些食材滋膩，阻礙氣機的運行，使肺功能更差。

什麼樣的食物適合肺呢？一些具有宣肺通絡功能的食物就很合適。這些食物一般性質平和，對肺臟有溫和的保養作用。

性質平和的食物更適合肺

前面講過，肺為嬌臟，而兒童的肺尤其嬌嫩，凡大寒大熱的食物都會傷到肺臟。肺喜潤惡燥，如果給孩子吃大熱的食物，就容易使滋潤肺的陰液不足，從而灼傷肺臟。一旦肺缺少滋潤，就很容易感染外邪而生病。

大寒的食物能損傷肺氣，大家可能都有過這樣的經驗，夏天天氣炎熱，孩子往往貪涼，經常會吃很多冷飲、冰鎮西瓜之類，這時候，如果突然降溫，或者夜裡著涼，那麼，孩子非常容易感冒、發熱。這就是因為寒涼的食物使體內形成了「內寒」，損傷肺氣，導致肺衛不固，遇到天氣變化，「內寒」勾結「外寒」，寒邪一下子就衝破了肺臟薄弱的防守，使孩子生病。

所以，對於肺臟這位「嬌小姐」，一定要溫和對待，日常飲食應講究平和，以平性及偏涼、偏溫的食物為主。如蓮藕、銀耳、百合、豬肺、海蜇、荸薺等，這些食物可以宣肺化痰、疏通經絡，非常有利於肺臟的保健。

養肺要潤，白色食物最潤肺

在中醫學中，有五色入五臟的說法，不同顏色的食物，對不同的臟腑有特殊的保養作用。其中，紅色補心，綠色養肝，黃色益脾，白色潤肺，黑色補腎。與肺相對應的是白色食物，比如蓮藕、冬瓜、銀耳、百合、雪梨一類，這些食物也多是平性偏涼的食物，有很好的滋陰潤燥作用。

白色食物，顧名思義，就是表面是白色的食物，或者有些食物雖然表面是其他顏色的，但剝開外皮，食用部分是白色的。白色食物偏重於行氣，所以，非常有益於肺臟。下面介紹幾種常見的白色食物，在孩子的食譜中可以經常使用。

蓮藕。蓮藕是秋季的應季食材，非常適合潤秋燥。蓮藕含有豐富的蛋白質和膳食纖維，不僅有潤肺清熱的作用，對胃腸功能也有很好的促進作用。但是生蓮藕性寒，不能多吃，給孩子吃可涼拌或者炒著吃，做成蓮藕湯也是很好的選擇。

冬瓜。冬瓜含有豐富的維生素和礦物質，最適合在冬季潤肺養肺，增強呼吸系統抵抗力。與蓮藕一樣，生冬瓜也是寒性食物。煮熟的冬瓜，寒性已經大為減弱，日常食用沒有問題。但是，脾胃虛弱、容易腹瀉的孩子不宜常吃冬瓜。冬日裡，一碗熱騰騰的冬瓜丸子湯，一定很受孩子歡迎。

白花椰菜。白花椰菜屬於十字花科蔬菜，是抗癌明星。它的類黃酮含量非常高，對於孩子來說，可以幫他們預防感冒。白花椰菜中的蛋白質、膳食纖維也很豐富，而且這些營養素非常容易消化吸收。白花椰菜性質偏涼，可以用炒的或是涼拌，一般孩子適合吃。

還有一些養肺食物，如銀耳、百合、薏仁，後文會詳細介紹。

過食傷肺，平衡膳食

飲食有節，不偏食，不挑食，不暴飲暴食，不僅是養脾胃的要求，也是養肺的需要。要使體內陰陽調和，五臟六腑健康，就要按照前面介紹的不同年齡的膳食寶塔來搭配一天的飲食，做到平衡膳食。

養肺要保持大便通暢

中醫認為肺與大腸相表裡，若大腸傳導功能正常，則肺氣就能正常宣降；若大腸功能失常，大便秘結，則肺氣壅閉，氣逆不降，容易產生咳嗽、氣喘、胸悶等病症。所以說，保持大便通暢是養肺的一個秘訣，能夠幫助保持肺氣宣通。

為保持大便通暢，要注意飲食，多吃富含膳食纖維的蔬菜、水果，少吃辛辣刺激食物，多喝水，尤其是出汗後，要及時補充水分。還要鼓勵孩子多參加戶外活動，很多時候，運動的通便效果比吃藥要好。

補肺又補脾，薏仁去除體內濕氣

治好「腳氣病」的「明珠」

薏仁，又叫薏米，《本草綱目》中說其能「健脾益胃，補肺清熱，祛風燥濕」。平時我們煮粥時很喜歡放點薏仁，因為薏仁除了能夠健脾補肺，還具有一定的排毒功效。說起薏仁能夠「排毒」，還有一個傳說。

相傳東漢時期，廣西桂林流行「瘴氣」，患病的人手足麻木、下肢浮腫，進而發展到全身腫脹，故中醫稱這種病為「腳氣病」。

那時候，伏波將軍馬援奉漢光武帝劉秀之命率兵遠征廣西，平息南疆之亂，軍中的士兵很多人患上了「腳氣病」。因為士兵患病後失去戰鬥力，就無法打仗。馬援只好下令安營紮寨，請隨軍郎中診治。可隨軍的郎中是北方人，從沒見過這種病，根本不會醫治。

眼看患病將士日益增多，馬援便下令張貼告示：只要有人獻方能治這種病，懸賞白銀五百兩。告示貼在大營門外，等了幾天，終於有一個乞丐將它揭了下來。

於是士兵將乞丐帶到大營內，馬援問他有什麼辦法。乞丐從討飯罐裡抓出一把像珠子一樣的東西，說這叫「慧珠子」，也叫「薏仁」，這邊田裡都有種植，用一把煎湯，喝完後就會痊癒。

馬援半信半疑，讓士兵採集一些來試一試。沒想到乞丐獻的方子，果真靈驗，患病的士兵服用薏仁湯後很快便康復。

薏仁吃法有講究

薏仁是一種對脾、肺兩臟都非常有益的食材，而且性質溫和，微寒不傷胃，益脾而不滋膩，非常適合兒童保健食用。

山藥薏仁鴨胗湯

材料

山藥……半根、約250克
薏仁……30克
鴨胗……3個

調料

鹽適量

作法

①薏仁洗淨，用清水浸泡1小時；山藥洗淨、去皮、切片，放入水中防止氧化；鴨胗洗淨，切塊，汆燙，去浮沫。

②鍋中加入適量清水，燒開，放入鴨胗、山藥、薏仁，小火煲1小時，加入食鹽調味。

功效　這是一款特別適合夏季飲用的湯品，具有健脾益肺、清熱化濕的功效。

豬肺薏仁粥

材料

薏仁……100克
白米……50克
豬肺……1個

調料

鹽適量

作法

①豬肺洗淨，切丁；薏仁、白米洗淨，浸泡30分鐘。

②將豬肺、薏仁、白米共煮成粥，加鹽調味。

功效　豬肺具有以形補形的功效，對肺有補益作用，搭配健脾益肺的薏仁，使這款粥具有健脾益氣、滋陰潤肺的功效。

薏仁柿餅粥

材料

薏仁……100克
白米……50克
柿餅……60克

作法

①將薏仁、白米洗淨，浸泡30分鐘；柿餅去蒂，洗淨，切丁。

②將薏仁、白米與柿餅一同煮粥。

功效　柿餅具有清熱潤肺的作用，搭配健脾益肺的薏仁，使這款粥特別適合肺虛的兒童日常食用，可以補益肺氣，增強體質。

一般是將薏仁當做雜糧食用的，熬粥的時候用得最多，也可以燉湯，或做成豆漿、糖水等。對於兒童來說，夏天喝一些薏仁粥，有非常好的健脾潤肺效果，還能幫助排出孩子體內的「濕毒」。107頁三道食譜，適合家長平時做給孩子吃。

薏仁食用注意事項

薏仁一般在超市或菜市場購買。與一般挑選糧食的原則類似，薏仁也要選「新米」，不要選「陳米」。新鮮的薏仁有米香味，略帶中藥味；而陳薏仁因為放置時間長，香味已經散發掉，所以米香味淡或沒有米香味，甚至有黴味，這種千萬不要選。新鮮的薏仁表面有光澤，呈均勻的白色或黃白色。選購的時候，可以拿起一粒，捏一下，新鮮的薏仁不易捏碎，如果輕輕一捏就碎成很多小塊，則是陳薏仁。另外，薏仁要選乾燥的，受潮的不要選。

需要注意的是，因為薏仁有利水滲濕的作用，所以不適合大便乾燥、尿頻的孩子。

薏仁對症食療方

薏仁蘆根粥

材料

薏仁……6克
鮮蘆根……30克
白米……50克

調料

白糖適量

作法

① 鮮蘆根煎汁，加入薏仁和白米一同煮粥。

②食用時加白糖調味即可。

功效　熱利濕化痰，適用於風熱咳嗽。

赤豆荷葉薏仁飲

材料

薏仁……30克
乾荷葉……6克
赤豆……20克

作法

薏仁、乾荷葉、赤豆洗淨，加適量清水煮至米爛豆熟，過濾取汁飲用即可。

功效　健脾利濕、益氣消肥，適用於脾肺氣虛的肥胖兒童。

清熱止咳，吃點百合去肺燥

補身益肺的「大蒜頭」

百合是有名的補益食物，《神農本草經》記載百合性寒，味甘，歸肺、心經，有養陰潤肺、清心安神的功效。說起百合補益身體、養肺潤肺的功效，還有一個傳說。

相傳在東海上有一夥海盜，經常打劫漁民。有一天海盜又搶劫了一個漁村，不僅搶走了財物、糧食，還把婦女兒童都劫到海中一座孤島上。後來海盜去別的地方搶劫，婦女和孩子留在孤島上，雖然沒人看守，卻也逃不出去。海盜們出海後，遇上了暴風，海盜船被掀翻，海盜們全都葬身魚腹。

幾天過去了，婦女和孩子不見海盜蹤影，十分高興。可是，島上的糧食也漸漸吃光了，他們又犯起愁來。放眼望去，四周都是茫茫的大海，到哪去找吃的呢？他們就積極地想辦法，捕魚撈蝦，採野果，只要能吃的，都要找來試一試。

有一天，一位婦女去挖野菜，挖到很多白白嫩嫩的野菜根，看著就像大蒜頭一樣。拿回去把這「大蒜頭」煮熟了，大夥一嘗，還挺好吃，甜甜的。於是，大家都按照這位婦女的指點，紛紛挖這種野菜根充饑。

就這樣過了一年，有一條採藥船偶然來到孤島，島上的人非常高興，殷切地接待了採藥人。採藥人聽說了這些婦女和兒童的遭遇，很同情他們，同時也很奇怪，就問：「你們困在這裡一年了，這島上又沒有糧食，你們怎麼還都白白胖胖的呀？」

「這島上雖然不長糧食，但我們經常吃這個」婦女們邊說邊把挖來的「大蒜頭」拿給採藥人看，「這東西不但解餓，而且吃了之後，原先幾個身體瘦弱、癆傷咯血的病人，都慢慢好了」。採藥人猜想這東西可能有藥用價值，掐了一點品嘗，有點甜。

後來，采藥人找來大船把婦女和兒童都接回陸地，還帶回許多「大蒜頭」。經過反復研究，采藥人發現「大蒜頭」有潤肺止咳、清心安神的作用，不僅是一種美味的食物，還是一種藥材。因為在島上遇難的婦女和孩子，合起來一共百人，所以采藥人就把它叫作「百合」。

百合吃法有講究

百合有乾、鮮兩種，乾百合甜糯，鮮百合清甜，都是老少皆宜的美味。百合的吃法，也是花樣百出，不拘一格，如煲湯、熬粥、炒菜、做甜品，可謂無所不能。

如果在家裡食用百合，除了鮮百合可以炒芹菜百合，乾百合可以熬粥外，下頁介紹幾道孩子特別愛吃的「益肺百合飲」，可以潤肺養肺，去肺燥。

百合牛奶汁

材料

鮮百合……1顆
鮮奶……1杯（約250毫升）

調料

蜂蜜適量

作法

①鮮百合掰成瓣，洗淨，放入燉盅內，隔水燉10分鐘，至百合熟軟。

②將百合和鮮奶一起放入果汁機中攪拌均勻，加入適量蜂蜜調味即可。

功效　百合可潤肺止咳、清心安神；鮮奶中富含鈣質，可以強健骨骼，促進睡眠；蜂蜜中含有大量糖分，易於被人體吸收利用。經常喝不僅能夠補益肺氣，還可以改善孩子睡眠，使孩子精力充沛。

百合雪梨羹

材料

乾百合……15克
荸薺……2個
雪梨……1個

調料

冰糖適量

作法

①百合洗淨；荸薺洗淨，去皮，切片；雪梨洗淨，去核，切小塊。

②砂鍋中加水，加入百合、荸薺、雪梨，加入冰糖，燉至百合熟透即可。

功效　百合潤肺去燥，雪梨潤燥化痰，而荸薺有清熱解毒的功效，三者合用，潤肺、清熱、化痰的功效卓著。秋天給孩子吃這道羹，潤肺去燥作用顯著，有咳嗽症狀的小孩，吃這道羹，也能好得很快。

糖水百合

材料

百合……15克

調料

冰糖適量

作法

百合洗淨，放入燉盅內，加適量水，用小火煎熬，待百合熟爛後加入冰糖即可。

功效　適合內熱較重、睡眠不佳的孩子食用。

百合食用注意事項

鮮百合以色澤潔白、無明顯斑痕（爛斑、傷斑、蟲斑、黃鏽斑）、鱗片肥厚飽滿、滋味香甜爽口、無異味者為佳。百合根部不應帶泥，肉質鬚根長度不應超過1公分。有雜質、黑瓣、爛心或黴變的不要選用。

乾百合應乾燥、無雜質、肉厚、晶瑩透明。需要提醒大家的是，有一些不法商販，為使乾百合賣相更好，儲藏時間更長，會用硫黃薰蒸以漂白防腐。硫黃熏出來的百合，顏色潔白，非常好看，但食用這樣的百合對人體有害，尤其是對於身體發育尚未完善的小孩，危害更大。所以，要去正規的藥店或超市，選擇顏色自然微黃的百合。如果百合顏色白得不自然，聞一聞有酸味，很可能是硫黃熏過的。乾百合買回家，要放在乾燥的地方，防黴、防蟲蛀。

百合既是中藥又是食物，適合大多數人食用，尤其是肺虛、常咳嗽的孩子。但需要注意的是，百合性偏寒，大便軟稀的孩子不適合吃百合。

百合對症食療方

百合杏仁燉豬心

材料

鮮百合……30克
杏仁……30克
豬心……1個

調料

薑片、鹽、植物油各適量

作法

①百合洗淨，掰瓣；杏仁用溫水浸泡，去皮，搗爛；豬心洗淨，切成小塊。

②鍋中放油，燒至六七成熱，放入豬心，翻炒片刻，下入百合、杏仁、薑片，加適量清水，大火燒沸，改小火燉至豬心爛熟，加鹽調味即可。

功效　化痰平喘，適用於兒童哮喘。

百銀茶

材料

乾百合……30克
金銀花……20克

調料

冰糖適量

作法

乾山藥炒成黃色，研為細末，用米湯送服。

功效　清熱解毒、利咽止痛，適用於內熱所致的咽喉腫痛、口乾、咳嗽。

百合麥冬瘦肉湯

乾百合……20克
麥冬……15克
豬瘦肉……100克

調料

鹽適量

作法

①百合、麥冬洗淨；豬瘦肉洗淨，切塊，汆燙，撈出，洗去浮沫。

②鍋中放適量清水，下百合、麥冬、豬瘦肉，中火煮40分鐘，加鹽調味即可。

功效　滋陰養胃、降氣止呃，適用於胃陰不足、經常呃逆（打嗝）的小孩。

生津化痰，梨好吃滅肺火

甜美的潤肺化痰藥

說起吃藥，尤其是吃中藥，小朋友往往都皺眉頭，因為中藥多帶苦味。要是給孩子煮梨水喝，孩子往往很高興。因為梨水甜滋滋的。梨不僅是滋味甜美的水果，還是滋陰清熱的良藥，明代醫家李中梓在《本草通玄》中說，梨「生者清六腑之熱，熟者滋五臟之陰」。說起梨生津化痰的作用，還有一個傳說。

古時候有個書生，在進京趕考的路上突然病了，覺得渾身無力，不思飲食，一天到晚咳嗽不止，無法繼續趕路，只好找個客棧住下來。

第二天清晨起來，書童發現書生的痰盂裡有血，忙帶著書生去看大夫。誰知大夫應診後說病治不好了，趕快回家，要不然就要客死他鄉。

主僕二人只好返回家鄉，走到半路，書生聞到一股濃郁的芳香，沁人肺腑，他深深地吸了一口氣，覺得非常舒爽，抬頭一看，是一片梨樹，樹上掛滿了金燦燦的梨。

書生覺得口乾舌燥，想吃個梨，但看了看四周，沒有一個人影，他只好走到一棵老梨樹下，朝這棵老梨樹深深作了一揖，自言自語說道：「老梨樹呀，你如此長壽，但我年紀輕輕，卻已經命不久矣。」

這時，從樹後走出一位長者，鶴髮童顏，手中托著一個大梨，對書生說：「我勸公子不要悲傷，你每日飯後吃一個梨，一個月後病就好了。」說完，將手中的梨給了書生。

書生接過梨吃了，覺得甘甜可口，非常好吃。他們主僕二人向他叩頭拜謝。站起身時，老人已經飄然而去，只在樹下留下一筐大梨。

書生聽從老人的話，一邊往京城趕路，一邊每日飯後吃一個梨。果然，到達京城的時候已經痊癒。後來，書生還考中狀元。

梨吃法有講究

梨是常見的水果，甜美多汁，大人小孩都很愛吃。直接食用或者榨汁飲用都非常好。梨湯、梨水的性質更為溫和，也非常適合小孩飲用（食譜如下）。梨還可以與蜂蜜一起熬成梨膏，便於保存，可當飲料飲用（左頁下）。

雪梨菊花飲

材料

雪梨……1個
杭菊茶……3克

調料

冰糖適量

作法

①雪梨洗淨，去皮，去核，切片。

②將雪梨與杭菊花一起放入鍋中，加適量水煮30分鐘，過濾，留取汁液，加入冰糖即可。

功效　這款飲料具有潤肺清熱的功效，特別適合作為夏日飲品給孩子飲用，既能補水，又能清熱，很多不愛喝水的孩子都很喜歡這款甜甜的飲料。需要注意的是，冰糖不要加太多，只要略有甜味即可，否則會影響孩子的食欲。

梨食用注意事項

無論是鴨梨還是雪梨，都以甜美多汁的為好。選購時首先要觀察外表，要選沒有斑痕、黑點、凹坑且表皮光滑的梨。如果梨皮看起來較厚，最好不要買，因為皮厚的梨果實粗糙，水分不足，應挑選梨皮細薄的。其次要看梨臍，就是最底部凹陷的地方，梨臍應該較深，周圍光滑整齊，為規則的圓形。最後，要選形狀端正的梨，這樣的梨生長比較充分，各部分都發育良好，果肉比較多，口感也比較好。

梨雖然清甜解渴，但不宜多吃，因為梨性涼，而且含糖量高，吃多了會妨礙脾胃功能。另外，脾胃虛寒、便溏腹瀉的孩子不適宜吃梨。

雪梨膏

材料

雪梨……2個
蜂蜜……250克

作法

①雪梨洗淨，去核，切片。

②雪梨放入鍋中，加水適量，煮至七分熟，水快乾時加蜂蜜和適量水，以小火煎煮至雪梨熟透，收汁。

③晾涼後放入乾淨的玻璃瓶密封保存。可調水飲用。

功效　這款甜品有潤燥生津、清熱止渴的功效，特別適合在秋天飲用，對潤肺燥很有效。若家長對外面的飲品不放心，不妨自己做這款雪梨膏。

雪梨對症食療方

雪梨川貝蒸冰糖

材料

雪梨……1個
川貝母粉……3克

調料

冰糖10克

作法

將雪梨洗淨，去皮，挖空心，放入川貝母粉、冰糖，隔水蒸熟即可。

功效　疏風清熱、潤肺止咳，適用於兒童風熱咳嗽。

薑梨汁

材料

雪梨……1個
生薑……15克

調料

白蜜適量

作法

①雪梨洗淨，去皮，切塊；生薑洗淨。

②將雪梨和生薑搗碎取汁，加入白蜜即可調水飲用。

功效　潤肺化痰、健脾解毒，適用於兒童咳嗽痰多。

雪梨燉羅漢果

雪梨……2個
羅漢果……1個

調料

冰糖適量

作法

①雪梨洗淨，去皮，切塊；羅漢果洗淨，剝去外皮。

②將雪梨、羅漢果與冰糖放入容器中，上鍋隔水蒸1小時即可，喝湯吃梨。

功效　潤肺涼血、潤腸通便，適用於兒童腸燥便秘。

熬粥燉湯，銀耳潤肺養肺陰

潤肺止咳的「白耳朵」

銀耳是人們喜歡的滋補品，用它做成的湯羹，滋味甜美，大人孩子都很愛吃。《飲片新參》中說銀耳「清補肺陰，滋液，治勞咳」。銀耳不僅是美味的食品，也是珍貴的補品。說它珍貴，您可能覺得不至於，因為現在一般家庭吃點銀耳也不算什麼，但在清朝慈禧那個年代，因為沒有掌握銀耳的栽培技術，它還是非常名貴的補品。慈禧非常愛吃，每年都專門進貢給她。

後來，老百姓也能吃得起銀耳，全靠栽培技術的進步。關於銀耳潤肺止咳的功效，以及它的栽培方法，在銀耳的故鄉四川通江，還流傳著一段傳說。

很早以前，通江住著母女二人，靠打柴為生。女兒名叫銀花，正值青春年華，她心地善良，樂於助人，心靈手巧，很受鄉親們喜愛，大家都叫她「銀姑娘」。

銀花的媽媽操勞了一生，眼看女兒長大要享福，自己卻得了重病，每日咳嗽不止，人也面黃肌瘦，全身無力。醫生都認為是不治之症，銀花為此非常著急。

來年夏季的一天，銀花冒雨去山中打柴。忽然，她看到青岡樹斷枝上長著幾朵白花花、亮晶晶的東西，采上一朵，聞一聞，沒什麼異味；放在嘴裡嘗嘗，清涼可口。於是，銀花采了一些，小心翼翼地帶回家，讓媽媽嘗嘗。

媽媽吃了，也覺得很爽口，非常開心。以後，銀花每次上山，都注意尋找那白花花的東西給媽媽吃。沒想到，斷斷續續吃了十幾次，媽媽不再咳嗽，精神好許多，人也胖了，病完全好了。母女非常高興，看著治好病的東西長得像耳朵，色澤潔白，就管它叫「白耳」。

銀花把白耳能治病的事告訴了鄉親，鄉親們都想嘗一嘗這神奇的「白耳」。但是白耳很難找，不夠鄉親們吃。銀花想，白耳既然長在青岡樹的斷枝上，何不把青岡樹砍倒讓它寄生呢？她經過無數次實踐，果然砍倒的青岡樹枝長出白耳來了，這下鄉親們都有的吃了。

因為銀花發現和培植了白耳，為了感念她的功績，人們便將白耳稱為「銀耳」。

銀耳吃法有講究

說起銀耳，大家首先想到的往往是銀耳羹。甜甜滑滑的銀耳羹

山藥銀耳羹

材料

銀耳……50克
山藥……50克

調料

蜂蜜20克

作法

①銀耳泡發，洗淨，去蒂，撕成小朵；山藥洗淨，去皮，切小丁。

②鍋中加適量清水，放入銀耳、山藥，大火燒開，轉小火燉至銀耳、山藥熟爛，加蜂蜜，至湯汁黏稠即可。

③放涼，加入蜂蜜。

功效　健脾潤肺、益氣生津，特別適合經常出虛汗的孩子食用。

確實非常美味，也非常適合孩子吃。其實銀耳不但可以做成銀耳羹、銀耳粥等甜品，做成鹹味的菜肴也非常美味，比如最簡單的涼拌銀耳、銀耳燉豬肉等，都非常適合孩子日常食用。

銀耳食用注意事項

一般購買的銀耳都是乾品，食用時要先用水泡發。如果是燉湯或者熬粥，可以用溫水泡，這樣發的速度較快，不用事先浸泡很久；但如果是用來制作涼拌菜，就不能方便行事，為了口感，還是用冷水浸泡比較好。泡銀耳的水至少要換三遍，這樣可以去除殘留在銀耳上的大部分有毒物質。

選購銀耳，千萬不要過分追求「白」，因為正常的乾銀耳是略帶黃色的，而雪白的乾銀耳往往是用硫黃熏過的。在購買銀耳時，要用鼻子聞一聞，如果有刺鼻的異味，很有可能就是硫黃熏過的，千萬不要購買。因為銀耳富含膠質，所以優質的乾銀耳應該質地柔韌，不易碎裂，如果用手輕輕一碰就掉渣，那這種銀耳不要購買。優質的銀耳朵形碩大，質地蓬鬆，肉質肥厚，間隙均

銀耳燉肉

材料

銀耳……40克
豬瘦肉……100克
紅棗……8個

調料

鹽適量

作法

①銀耳泡發，洗淨，去蒂，撕成小朵；豬瘦肉洗淨，切小塊，汆燙，洗去浮沫；紅棗洗淨，去核。

②將銀耳、豬瘦肉、紅棗一同放入砂鍋中，加適量清水，燉至豬肉爛熟後，加鹽調味即可。

功效　健脾益氣，養陰潤肺。這款菜肴口感非常軟糯細膩，如果孩子不想吃飯，或者感冒病癒後胃口不佳，可以試試這道菜。

銀耳對症食療方

銀耳杏仁芝麻糊

材料

銀耳……50克
黑芝麻……50克
杏仁……20克
白米……30克
當歸……5克

調料

白糖10克

作法

①銀耳泡發，洗淨，去蒂，撕成小朵，加水熬成羹。

②黑芝麻、杏仁、白米、當歸用食品加工機磨成粉，加水煮成糊。

③將米糊加入銀耳羹中，調入白糖即可。

功效　滋陰養肺、潤腸通便，適用於兒童陰虛便秘。

沙參銀耳粥

材料

銀耳……30克
沙參……適量
白米……100克

作法

①銀耳泡發，洗淨，去蒂，撕成小朵；白米洗淨。

②沙參用紗布包好，煎30分鐘，取汁，加入白米、銀耳煮成粥。

功效　補脾益氣、澀腸止瀉，適用於兒童腹瀉。

勻，沒有雜質、黑斑。

銀耳雖然適合大部分人食用，但風寒咳嗽、濕熱痰多和外感口乾的孩子不宜多吃。

第 4 章

捏捏揉揉健脾胃，按對穴位勝補藥

足三里穴，強壯身體，勝過補藥

安全環保不用錢的「補藥」

脾虛容易導致多種疾病。家長得知自己的孩子脾虛，往往非常著急，經常問我的一句話是「可以多吃點什麼補身體？」

遇到這種問題，我一般都會再三強調飲食營養均衡，葷素搭配，吃好主食，多吃蔬菜、五穀雜糧對脾胃健康的重要性。告訴他們，最好的補藥就是平時吃的各種新鮮食材，給孩子好好做飯比什麼都強。

一般家長都能理解，也逐漸意識到一日三餐對孩子的重要性。但還有一些家長不放心，看來在中國，「補」的概念真是深入人心。這時候，我都會對家長說：「我這裡有一味安全環保的補脾藥，你要不要？」

我會把足三里穴的位置和按摩手法教給家長，並對他們說：「這是非常有名的強壯穴，經常給孩子按摩足三里穴，比燉雞湯還補呢！」

要使小兒安，三里水不乾

足三里穴是有名的強壯穴，無論對大人孩子，都有非常好的補身作用。中醫古語中有「要使小兒安，三里水不乾」的說法，本來是指用化膿灸法對孩子的足三里穴進行艾灸，來達到祛病保健的目的。平時在家裡，常常給孩子按揉足三里穴，雖然沒有艾灸的力度大，但效果也不錯。

按揉足三里穴能補益脾胃，和胃化積，強壯身體。特別適合脾胃虛弱孩子的日常保健，對於發育不良、營養不良、感冒、自汗、虛喘、精力不足都有很好的預防和治療效果。

《四總穴歌》中說「肚腹三里留」，如果孩子有消化不良的早期症狀，如不想吃飯、噁心、腹脹，按一按足三里穴，效果非常好，甚至不用吃藥，不用上醫院，孩子的胃口也會改善。

足三里穴的位置與按摩手法

足三里穴位於外膝眼下三寸，脛骨旁開一寸處。這裡的「寸」是指「同身寸」，也就是說，對誰進行按摩，就要在誰身上找「尺」。通常，我們會用手指做尺。

拇指指間關節的寬度為一寸；中指第二節彎曲時橈側（內側）兩端紋頭之間也為一寸。除拇指外，四指併攏，伸直，以中指第二節橫紋處為準，四指橫量是三寸。一定要注意，替孩子按摩要依據孩子手指的相應長度取穴，不能用家長自己的手指。

用手指測量尺寸的方法

（注意，替孩子按摩是以孩子手指長度為準）

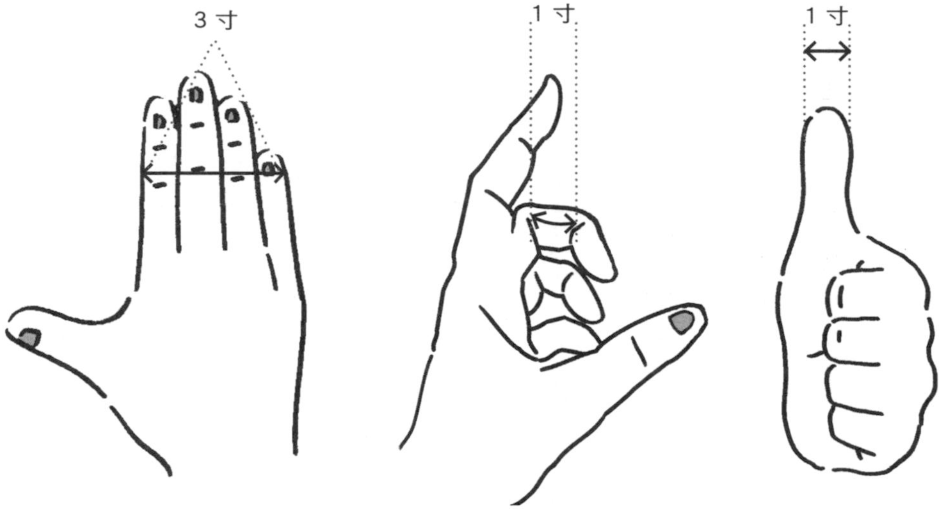

四指併攏，伸直，以中指第二節橫紋處為準，四指橫量是3寸

中指第二節彎曲時內側兩端紋頭之間為1寸

拇指指間關節的寬度為1寸

另外，這裡還教大家一個簡單的取穴方法，讓孩子做簡單的動作，就能找到穴位。

讓孩子坐著，用右手虎口圍住右腳膝蓋外緣，四指朝下，食指按在脛骨上，中指尖所指的位置就是足三里。

這樣取穴不但簡便，而且準確，但對孩子的配合度要求比較高，適合較大的孩子。有的家長說，孩子不配合，用自己的手指給孩子量一下行不行。這樣還真不行，因為大人的手掌比孩子大得多，用大人的手掌量孩子的身體，取穴肯定不準確。

足三里穴一般用拇指按揉，揉三下按一下，兩側的穴位都要按摩，每側三分鐘。如果是日常保健，按揉的力量可以輕柔一些；如果孩子有積食症狀，按揉的力量要稍重一些，時間也可以稍微長一些。

在孩子看電視的時候，或者跟孩子聊天的時候，隨手給孩子按一按就可以，孩子會感覺非常舒服。

右手手掌張開，虎口圍住膝蓋外緣，四指朝下，食指按在脛骨上，中指尖的位置就是右腿足三里。換左手以同樣方法可以找到左腿足三里。

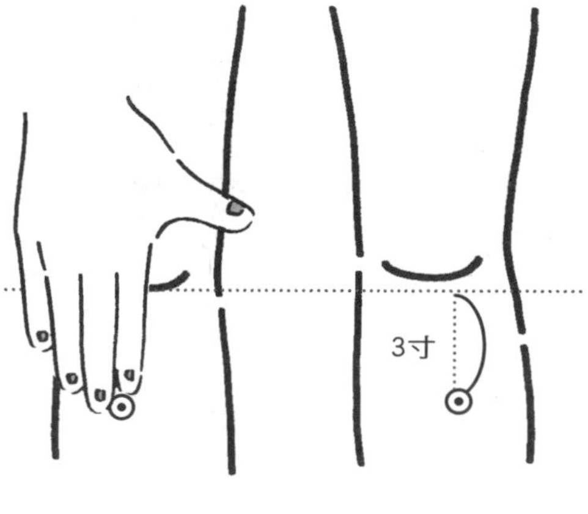

⊙ 足三里穴

位於膝蓋骨外側下方3寸處

脾經，健脾胃，補氣血

兒童百脈匯於雙掌

很多家長非常認同推拿這種祛病保健方式，有些家長還買經絡腧穴著作來學習，這種精神是十分值得讚賞的。但有一點一定要注意，兒童，尤其是六歲以下的孩子，經絡穴位異於成人，家長應該掌握兒童特有的經穴特點。

古語有云「兒童百脈匯於雙掌」，說的就是兒童經絡的獨特之處，簡單來講，就是兒童治病保健的特效穴基本都在手上。

不要小看孩子小小的手掌，裡面藏著數十個特效穴位，無論發熱、積食還是咳嗽，都能找到對症按摩的位置，可以幫助緩解病情。

孩子的五根手指更是五經穴所在的位置，五經穴是指脾經、肝經、心經、肺經和腎經，分別位於拇指到小指末節的螺紋面上。這五個穴位對應孩子的五臟，對臟腑保健有著非常重要的作用。

按摩脾經是最簡單的兒童補脾方法

說起孩子脾虛，家長都會想辦法為孩子補脾。大家最先想到，也最容易接受的是食補，前面的章節也介紹了不少飲食健脾補脾的方法，但是，食療還需要先購買材料，再洗切燉炒，最後孩子還不一定愛吃。相對來說，食療雖然效果也不錯，但還是麻煩些。

按摩則不一樣，隨時隨地可以進行，不需要任何材料，有一雙手就可以了。通過按摩孩子的拇指，可以補脾經，給孩子補脾氣、助運化，對於平時身體素質較好的孩子，可以起到保健作用，而對於消化功能不佳的孩子更加合適，不僅能增強體質，還能改善厭食、乏力等症狀。

另外，如果孩子稍微積食，長口瘡，按摩脾經就可以收到很好的效果。

脾經的位置與按摩手法

脾經位於拇指掌側的螺紋面，就是平時說的手指肚。脾經的近側，也就是拇指第二指節，就是胃經，如果孩子有積滯的表現，可以連胃經一起按摩。

五經穴的按摩手法，各流派有所不同，本書介紹的是湘西兒童推拿流派的按摩手法。

補脾經：用拇指指腹旋推孩子拇指螺紋面。旋推是指順時針旋轉按摩。平時保健按摩就以補脾經為主。每次按摩三～五分鐘即可。

清脾經：用拇指指腹直推孩子拇指螺紋面。直推是指從指尖推向指根。如果有濕熱、積滯症狀，可以用清脾經手法。

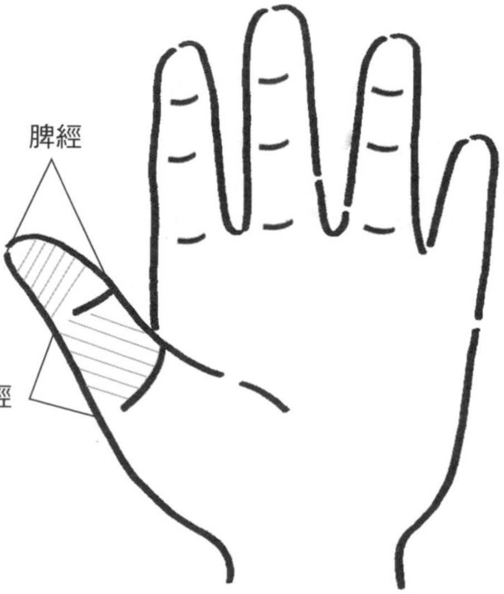

板門穴，開胃口，吃飯香

拉拉小手就讓孩子胃口大開

我有個校友，是學針灸推拿專業的，在針灸推拿科工作，有一次他對我講了一個親身經歷。

那天，校友在門診出診，一位婦女抱著孩子來看病。她說孩子也沒什麼大病，就是不好好吃飯，快兩歲了，體重還不到其他一歲的孩子。我校友一看，這孩子確實比較瘦，但肚子卻很大，小肚皮脹得像鼓一樣。而且孩子非常不願意看病，看起來很煩躁，一直在媽媽懷裡掙扎，想出去。我的校友就拉著孩子的小手，一邊逗他說話，一邊給他按摩。過一會兒，小孩覺得舒服，就不鬧了，很老實。

第二天孩子媽媽又帶著他來了，一見我的校友就說：「大夫您真是太厲害了，只是捏捏我兒子的手，他的胃口就變好了。」

其實，不是我的校友神奇，而是孩子身上的穴位神奇。這個穴位就是專門負責消食化滯的板門穴。

板門穴，脾胃之門

板門穴被喻為脾胃之門，幾乎所有消化系統疾病都可以找板門求救。

因為孩子脾常不足，積食是常有的事，家長可以經常給孩子揉一揉板門穴，對脾胃的保健效果非常好，而且沒有任何副作用。如果孩子有不想吃飯、腹脹的小毛病，更要好好揉一揉板門穴。一般揉一次就能見效，連揉幾次，孩子的胃口就會變好，腹脹也消了。

如果橫推板門穴，依據方向不同，還有止瀉或止嘔的作用。而捏擠板門穴則可以治療積食導致的發熱、口臭、煩躁、口瘡、便秘等。

板門穴的位置與按摩手法

板門穴位於手掌的大魚際，它不是一個點，而是一個範圍，基本包含了整個大魚際，取穴也沒有任何難度，而且穴區面積大，按摩起來也很方便。

按摩板門穴有揉、推、捏擠三種手法。

揉板門：用拇指指腹揉孩子大魚際，手法不要太重，每次揉三分鐘，每日一次。揉法適用於日常保健和一般的消食化積。

推板門：用拇指指腹從孩子的大魚際推向手腕內側（腕橫紋），用於止瀉；再用拇指指腹從孩子的手腕內側推向大魚際，用於止嘔。每次推一百下。

捏擠板門：用拇指和食指相對夾擠大魚際部位，手法較重，一次捏擠十下即可。捏擠法是治療積食內熱的手法，不做日常保健使用。

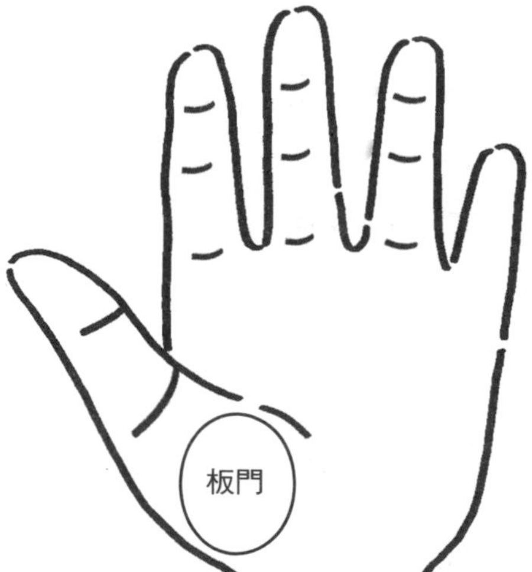

神闕穴，固本消積，增強體質

揉肚子，自然的智慧

父母都給孩子揉過肚子。在很多人的回憶裡，吃飽後，睡覺前，媽媽溫暖的手在自己的肚子上揉一揉，是非常溫暖、非常舒服的體驗。孩子長大後，也會給自己揉肚子。

我們為什麼都喜歡揉肚子？因為肚臍本身就是一個穴位，而揉肚子這個小小的舉動，正是一種穴位按摩，有很強的保健意義。

可以說，人的本能舉動暗合了深奧的醫學理論，這正是自然的智慧。

固本培元、增強兒童體質的保健要穴

神闕穴就是肚臍，把手掌貼在孩子的肚臍上揉一揉，不但會使孩子很舒服，還能促進身體、智力發育，使孩子更強壯、更聰明。

按揉神闕穴有非常明顯的固本培元作用，特別適合先天不足的兒童。腎為先天之本，先天不足的孩子往往腎虛，會出現遺尿、發育遲緩、消化不良、脫肛等症狀，經常按摩神闕穴對這些症狀都有改善作用。

按摩神闕穴還有消積瀉濁的作用，可以緩解腹脹、腹痛等症狀，這就是為什麼當肚子難受，揉一揉就會舒服許多的醫學原理。

平時給孩子保健按摩，並不拘於肚臍，可以擴展到整個腹部，稱為摩腹。摩腹有很好的調理腸道的作用，對促進消化非常有好處。

神闕穴的位置與按摩手法

神闕穴就在肚臍上。平時給孩子進行保健按摩，可以先把手掌搓熱，貼在孩子的肚臍上，輕輕揉一揉，稍稍帶動皮膚就可以，速度不要太快，每分鐘三十下，每次揉三分鐘即可。

揉完神闕穴，可以順時針按摩腹部，從（孩子的方向）右下腹部開始，向上到右上腹部，再向左到左上腹部，再向下到左下腹部，最後回到右下腹部，如此畫圈按摩。這個方向其實是順著腸道走行方向按摩，從升結腸到橫結腸，再到降結腸，最後是直腸，有促進消化和排泄的作用。每次摩腹三分鐘即可。

捏脊，促進發育，提高抵抗力

撫觸療法

這幾年媽媽們都非常熟悉一個詞「撫觸」，很多媽媽專門去上課或自學撫觸療法。撫觸有利於嬰兒的生長發育，增強免疫力，增進食物的消化和吸收，減少嬰兒哭鬧，增加睡眠。更重要的是，撫觸可以增進嬰兒與父母的交流，幫助嬰兒獲得安全感，增強對父母的信任感。

雖然有這麼多好處，但我認識的人中，真正堅持下來的卻很少，很多媽媽哺乳期過後回到職場，就再沒有給孩子做過撫觸，因為時間緊，太麻煩。

但是，孩子漸漸長大，更需要媽媽的撫摸，更需要與媽媽交流。我建議，每天早晨為孩子捏脊，也就花5分鐘的時間，給孩子身體、心理帶來的好處卻是不可估量的。

疏通經絡，促進孩子生長發育

捏脊是指順著脊柱兩側提捏背部的皮膚。人體背部正中為督脈，督脈兩側為足太陽膀胱經的循行路線。督脈和膀胱經是人體抵禦外邪的第一道防線。通過捏脊，可以疏通經絡，調理臟腑功能，特別是對胃腸功能有很好的調節作用。

從現代醫學觀點來看，脊柱兩側是從脊髓發出，通向身體各個器官的神經根，人體大的神經節、神經幹，也分佈於脊柱兩側。捏脊療法可以刺激這些神經組織，進而調整內臟功能，達到增強體質、治病保健的目的。

經常捏脊，能促進孩子生長發育，強身健體，防治多種疾病。如果配合按揉足三里穴和腹部，每天給孩子做一套保健按摩，對脾胃的養護作用更好。

捏脊的方法與注意事項

捏脊方法簡單，不需要工具，在家就可以操作。操作時讓孩子趴在床上，以兩手拇指置於孩子脊柱兩側，從下向上推進，邊推邊以食指、中指捏起脊旁皮膚。從龜尾穴推至大椎穴為一遍，每次推五遍即可。在最後一遍時，每捏三下，提一下。捏脊每天一次或隔天一次。

需要注意的是，捏脊的走向一定要是從下到上，不能反過來，也不能來回操作。

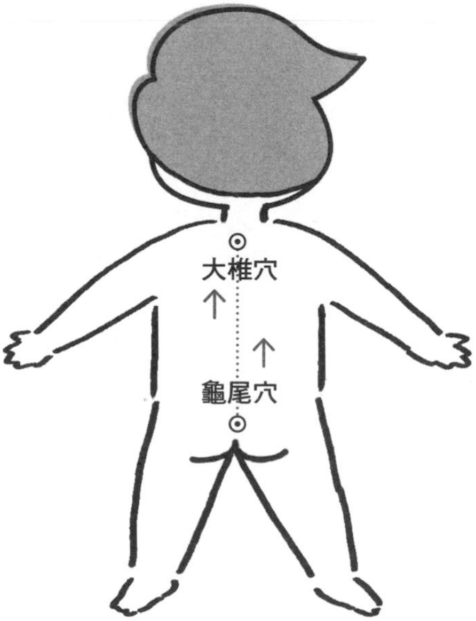

操作時捏起皮膚的多少和提拿力度要適當，以能輕鬆順利推進為度。推拿的速度要快而流利。向前推進時，要走直線，不能歪斜。

捏脊最好在上午進行，便於陽氣的升發，如果家長實在沒有時間，每天臨睡前給孩子捏脊也未嘗不可。

第 5 章

穴位按摩補肺，遠離感冒咳嗽

肺經，宣肺清熱，祛除外邪

肺系病症的「陣陣到」

孩子的病，最多的就是兩類，一類是以積食為首的脾胃系病症；另一類就是以感冒領頭的肺系病症，包括咳嗽、哮喘、肺炎等。在這些病症的推拿治療中，有一個穴位，每次都用，而且都是必不可少的「主穴」，它就是五經穴中的肺經。

無論感冒還是咳嗽，都是由於肺遭到外邪的入侵，肺衛不能有效抗擊外邪，孩子就感冒了。而這時候按摩肺經，一方面幫助肺把外邪趕出去，另一方面又幫助肺修補禦敵的「城牆」，使肺衛更為堅固，外邪攻不進來。

補肺經，強壯肺衛，預防感冒

經常感冒的孩子，都有肺虛的問題，適當給孩子補一補肺經，能很好地補肺臟之需，增強肺衛之力。肺衛增強，孩子抵禦外邪的能力跟著增強，就不會那麼容易感冒。

補肺經還能益肺氣。長期咳嗽或長時間感冒的孩子，基本都會傷肺氣，這時，給孩子補肺經，有很好的保健效果。如果孩子肺氣虛弱得比較厲害，還可以在補肺經的基礎上，加上揉肺俞穴，以增強補氣滋陰的效果。

患有慢性鼻炎、鼻竇炎的孩子，都可以通過補肺經來增強呼吸系統功能，減少疾病發作。

如果孩子出現感冒初期症狀，如頭痛、鼻塞、流鼻涕、咽喉腫痛等，趕緊用清肺經的手法按摩，能夠有效緩解症狀，縮短病程。

肺經的位置與按摩手法

肺經位於無名指的指腹處，位置非常好找。順便說一下，肺俞穴位於背部，第三胸椎，旁開1.5寸，左右各一。低頭時凸起的骨頭是第七頸椎，從它往下數三個椎體就是第三胸椎，1.5寸就相當於孩子兩橫指的寬度。

五經穴的按摩手法，各流派有所不同，本書介紹的是湘西兒童推拿流派的按摩手法。

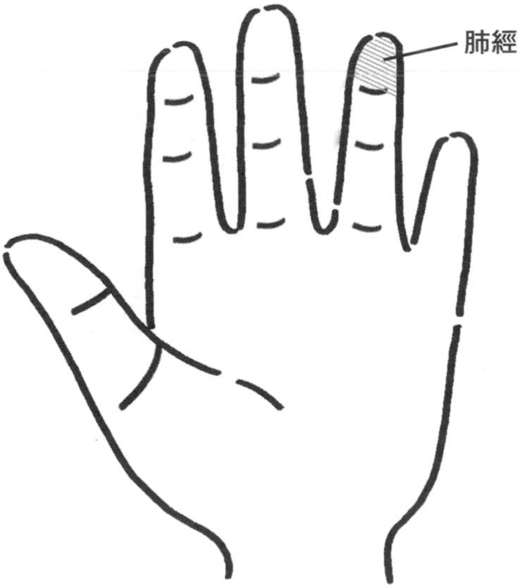

⊙ 肺經
位於無名指的指腹處

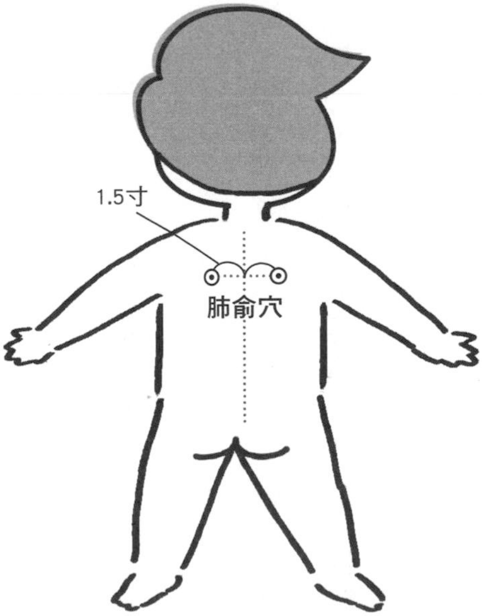

⊙ 肺俞穴
位於第三胸椎，旁開1.5寸，左右各一

補肺經：用拇指指腹旋推孩子無名指指腹。旋推是指順時針旋轉按揉。平時保健按摩就以補肺經為主。每次按摩三分鐘即可。

清肺經：用拇指指腹直推孩子無名指指腹。直推是指從指尖推向指根。如果有感冒、咳嗽症狀，可以加清肺經，平時保健按摩時，也可在補肺經後，加清肺經一分鐘。

外勞宮穴，驅體寒，防感冒

「管閒事」的外勞宮

外勞宮穴是個有趣的穴位，因為它能治療的疾病太多了。不只兒科常見的感冒、積食，還經常扮演骨科大夫的角色，管一管閒事。

很多人可能聽說過手上有個「落枕穴」。如果哪天早起發現脖子痛，動不了，就是落枕，有經驗的老人可能馬上在你手背上揉一揉。你感覺手背揉的地方很痛，但揉著揉著，脖子慢慢能活動了，很神奇。

這個「落枕穴」其實就是外勞宮穴。它為什麼有這麼神奇的效果，能管那麼多看似不相關的疾病，是因為它有溫裡散寒的作用，能把人體內的寒氣散出來。

驅除寒邪，預防感冒

家長都怕孩子感冒，因為感冒不僅耽誤學業，孩子和家長都特別受罪，所以能預防感冒的穴位按摩特別有「人氣」。一般穴位都是通過增強肺衛來預防感冒，比如前面介紹的肺經，但外勞宮穴不一樣，它是通過把導致感冒的寒邪趕走來預防感冒的。

按摩外勞宮穴是中醫溫法的代表，能夠溫裡散寒，溫經止痛，無論內寒、外寒、臟腑之寒、經絡之寒，都能驅逐出去。外勞宮穴能夠「和臟腑之熱氣」，使人「遍身潮熱」，揉一揉，就像喝薑湯一般，最適合在冬季預防風寒感冒。

說到外勞宮穴，也提一下它的同胞兄弟「內勞宮穴」，這兩兄弟的個性可是一冷一熱，截然相反。內勞宮穴有清熱涼血的作用，擅長治療各種發熱。

外勞宮穴的位置與按摩手法

外勞宮穴位於手背，第二、第三掌骨之間，掌指關節後0.5寸處，與內勞宮相對。要找到外勞宮，先要找到內勞宮。內勞宮穴位於掌心，第二、第三掌骨間凹陷中。握拳的時候，中指尖所指的地方就是內勞宮。找到內勞宮穴，與該穴對應的手背部位就是外勞宮穴。

按摩外勞宮時，如果是日常保健，以拇指指腹輕輕按揉三分鐘即可。如果孩子已有感冒症狀，或者為了治療落枕，手法要重一些，按摩時間可延長到五分鐘。

三關穴，補氣散寒，溫補肺虛

孩子身上「自帶」的麻黃、桂枝

每年一到冬春季節交替的時候，感冒的孩子特別多，經常有家長問：「大夫，要不要給孩子喝點感冒沖劑預防一下？」

每次我都會對家長說：「不要隨便給孩子吃藥，讓孩子好好吃飯，把孩子體質調理好，孩子自然就不生病了。」

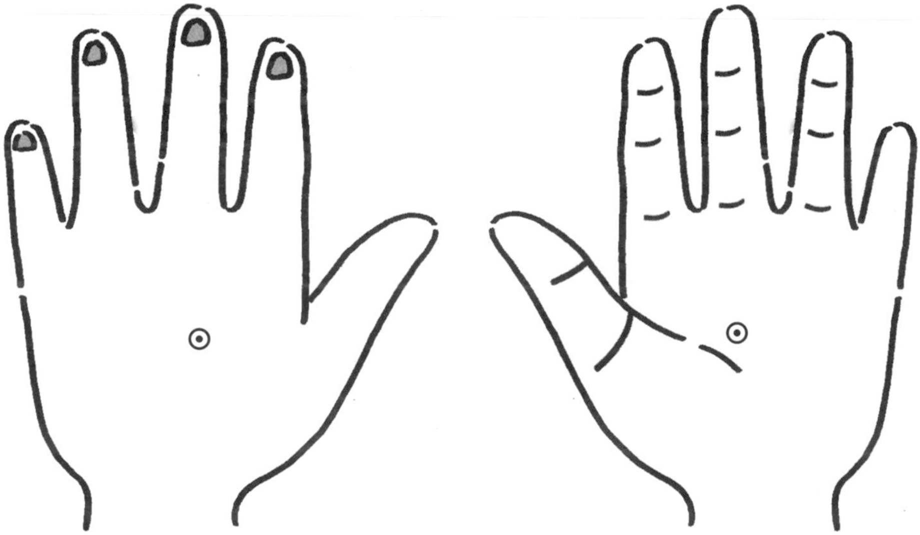

⊙ 外勞宮穴
位於手背，與內勞宮相對位置處

⊙ 內勞宮穴
位於掌心，握拳時中指尖所指的位置

但還是有家長不放心，說：「現在天氣變化太快，真的很怕孩子著涼感冒，能不能吃點什麼預防？」

一般聽到這兒，我都會對家長說：「那就來點麻黃桂枝湯吧。」

「好的，那您開藥吧。」

「不用我開。」

「哦，是藥局能買到成藥嗎？」

「也不用去藥局。孩子自己身上帶著呢。」聽我這樣說，家長一般都糊塗了。我再繼續解釋「孩子身上有一個穴位，叫三關穴，溫補散寒的效果非常好，可以說，就相當於治療風寒感冒的藥，每天給孩子推推這個穴位就行了。」

溫裡散寒，補益氣血

如果說前面介紹的外勞宮的主要特點是「熱」，那麼三關除「熱」之外，還有一大特點是「補」，如果說足三里「擅」補脾胃之虛，那麼三關就是「擅」補一切陽氣虛弱，對孩子薄弱的脾、肺兩臟都有很好的溫補作用，非常適合平素脾肺氣虛的孩子。

在冬春兩季給孩子推三關穴，能幫助孩子祛除體內的寒氣，抵禦外界寒邪入侵。如果孩子有晨起咳嗽、流清鼻涕的表現，一般是夜裡受寒所致，這時給孩子推推三關穴，也非常有用。

另外，三關穴有發汗的作用，當孩子因為風寒感冒發熱時，推三關穴是最合適的，不僅能夠散寒，還能發汗退熱，相當於西藥對乙醯胺基酚（撲熱息痛，俗稱普拿疼）的作用。

三關穴的位置與按摩手法

三關穴位於前臂橈側緣，自腕橫紋至肘橫紋成一條直線。橈側就是拇指那一側，三關是一個線形的穴位，很長。

平時給孩子按摩，要用推法，家長一手握住孩子的手，另一手用拇指從手腕向上推，直到肘窩，推三～五分鐘。

一定要注意的是，方向不能錯，必須是從下（腕）向上（肘），千萬不能反，也不能來回推。

說到三關，順便介紹一下把它的兩個「兄弟」，都是兒童推拿常用的穴位。一個是天河水，在前臂內側正中，手腕橫紋至手肘橫紋成一條直線，是「去火」的靈穴；另一個是六腑，位於前臂側緣，腕橫紋至肘橫紋成一條直線，具有清瀉的作用。

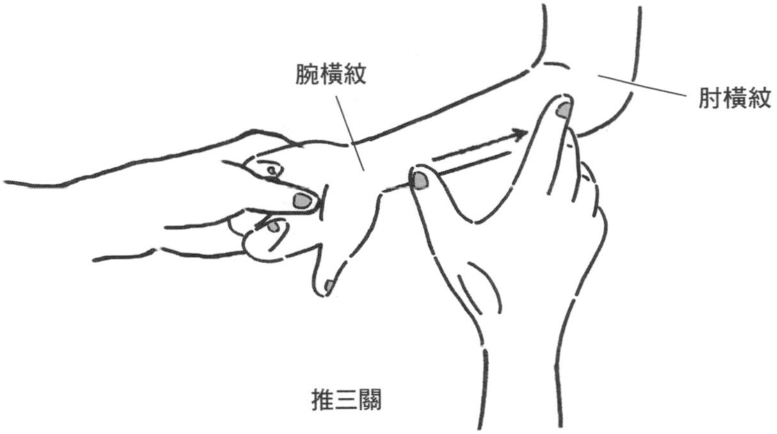

推三關

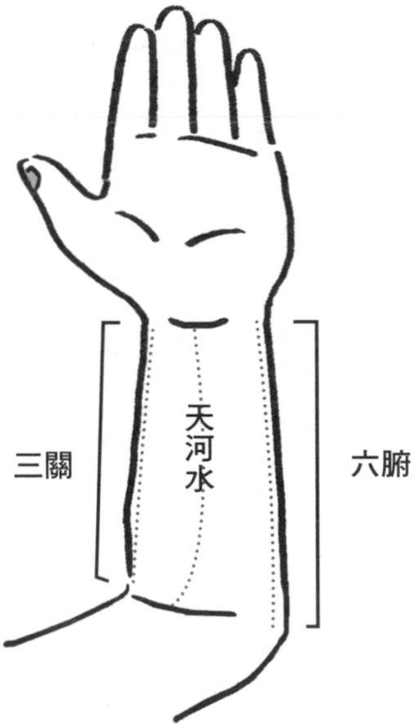

內八卦，調理氣機，平衡陰陽

在手心畫個圈，小孩的病就好了

我記得我小的時候，聽過一個傳奇故事，說是有位老人是神仙化身，誰家孩子要是生病，找到他，不用吃藥，他只在你手心裡畫個圈，念幾句咒，回家病就好了。

我小時候當然覺得很神奇，也深信不疑。上學後，當然不會再相信這種市井傳說了。

然而，當我學習了中醫，並且行醫幾十年後，突然有一天我想起這個傳說，覺得這也不完全是荒謬的。這個故事自然是有很多誇張、演繹的成分，但我相信，曾經有個民間的中醫高人是通過在孩子手心畫圈為孩子治病的。

為什麼這麼說呢，因為孩子手心有一個能夠平衡陰陽的非常重要的穴位，是圓形的，那就是內八卦。

開胸利氣，祛痰化積

內八卦是一個圓形的穴位，在這一圓圈之中，包含了八卦的八個方位，在古代，這八個方位的作用各有不同。不過，現在一般是順時針或逆時針轉圈按摩，不再講究各個位點的具體作用了。

按摩內八卦理氣作用非常強，有利於肺臟的呼吸功能，平時給孩子按摩一下內八卦，可以化痰，對輕微的咳嗽、氣喘都有好處。另外，對很多孩子都存在的脾胃不和也有調理作用。

內八卦的位置與按摩手法

以手心為圓心，以圓心至中指指根距離的三分之二為半徑，所畫的圓即為內八卦範圍。

按摩內八卦一般用運法，順時針按摩稱順運內八卦，逆時針按摩稱逆運內八卦。平時保健按摩時，順運、逆運各一分鐘。如果孩子有輕微咳嗽、咳痰、氣喘、腹脹症狀，則以順運為主。

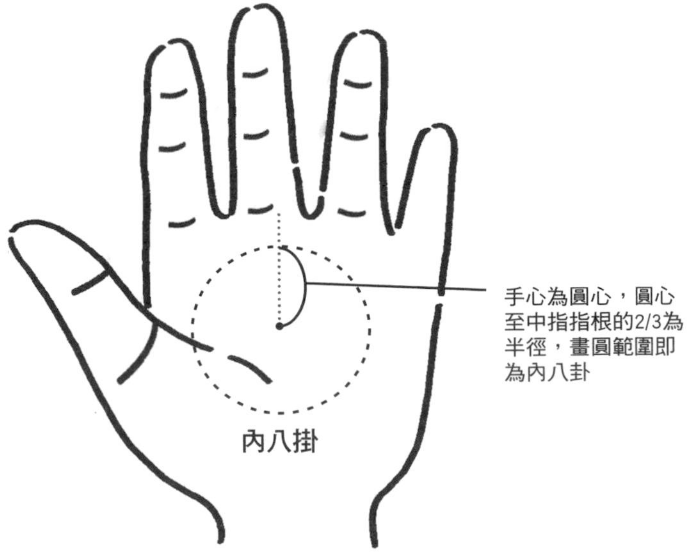
手心為圓心，圓心至中指指根的2/3為半徑，畫圓範圍即為內八卦
內八掛

（給孩子按摩，請以孩子的手長為準）

第 6 章

補脾有三慎，慎飲食、慎起居、慎情志

春日補脾，省酸增甘

春季肝旺易傷脾，注意防止肝功能偏盛

中醫認為，五臟與五行、五色、四季相對應。春季是肝氣當令，肝功能偏盛，而肝屬木，脾屬土，根據五行理論，木能克土，所以肝氣亢盛會導致肝氣乘脾，也就是會損害脾的功能。而且，小孩五臟的特點就是「肝常有餘，脾常不足」，肝氣就更容易損傷脾氣，所以，在春天不要讓肝氣過於旺盛，同時，要注意培育脾氣。

酸入肝，甘入脾，春日食補應省酸增甘

根據下表五臟與五行、五味對應的中醫理論可以得知，酸味與肝相對應，而甘味與脾相對應。如果多吃酸味的食品，能增強肝功能，會讓肝氣更旺。這就相當於給本已熊熊燃燒的「肝火」又添了一把柴火，那脾就更加遭殃。所以春天一定要少給孩子吃酸味的食品，不要再助長本已偏盛的肝氣。

五行	五臟	季節	五志	五味
木	肝	春	怒	酸
火	心	夏	喜	苦
土	脾	長夏	思	甘
金	肺	秋	悲	辛
水	腎	冬	恐	鹹

相反，脾氣在春天相對較弱，我們應該注意給孩子補脾，怎麼補呢？適當多吃點甘味的食品。這裡所說的甘味食品，並不是糖果、飲料那些加了大量糖、甜味劑的零食，而是天然的、帶著絲絲甘甜的食物。比如，前面介紹過的紅棗、山藥、蓮子，都非常適合，可給孩子適當多吃一些。而山楂，春天就要少吃一些。

鍋巴，最尋常的春日補脾食品

說起鍋巴，大家都不陌生，就是煮米飯時鍋底的焦米。略有些黃色，又香又脆，很多人小時候都有過專門扣鍋底鍋巴來吃的經歷。

鍋巴不僅香脆可口，還有非常好的健脾功效。在中醫看來，鍋巴的營養可謂是白米的「升級版」。不僅具有白米養胃、補脾、強身的功效，還具有一些「附加功能」。比如，鍋巴比較硬，咀嚼時需要分泌大量唾液，而唾液中含有消化酶，可以幫助消化澱粉類物質，減輕胃腸道負擔。而且，咀嚼對胃腸道也是一種良性刺激，可以增強胃腸道的蠕動，促進食物消化吸收。另外，鍋

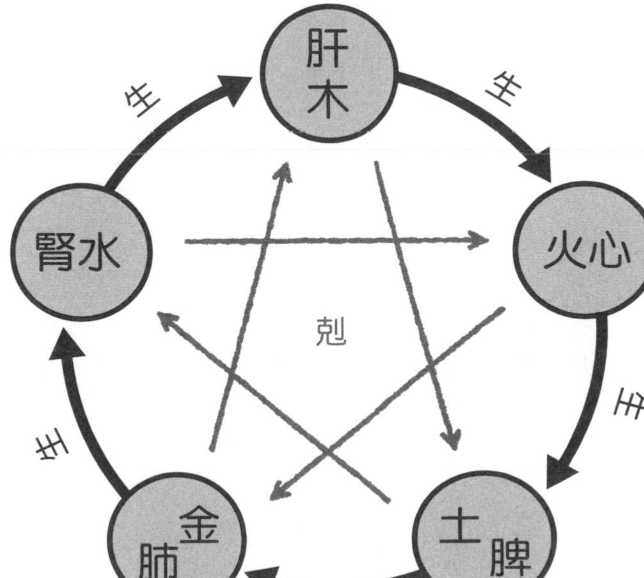

五行相生相剋的關係

巴呈現淡淡的黃色，是一種微炭化，會使白米表面形成很多小孔，就像活性炭一樣，能夠吸附胃腸道裡的氣體、水分、細菌和毒素，起到收斂止瀉的作用。

所以，以後煮米飯時，將鍋巴取出，晾乾，讓孩子吃些，是非常好的補脾養胃零食。

夏日防濕，補宜清淡

夏季悶熱潮濕，濕邪易傷脾

夏季氣溫很高，雨水又比較多，尤其是三伏天，空氣濕度非常大，悶熱異常，老百姓形象地稱其為「桑拿天」。在這樣的天氣活動非常難受，動一動就出汗，甚至呼吸都有些不順暢。因為夏天濕氣很重，而脾的特性又是喜燥惡濕，最怕濕邪，所以在夏季脾功能最容易受到影響。一旦脾陽為濕邪所遏制，脾氣就會不暢，脾就不能正常行使其運化功能，孩子的消化功能就會減弱。

很多孩子都有「苦夏」的表現，就是體內有「濕」導致的，孩子胃口不好，吃不下飯，腹脹，便溏（大便不成形），手腳也不溫暖。如果連日下雨，外界的濕邪大舉進攻，孩子很容易出現濕困脾胃的現象，會感覺渾身無力、頭重、嗜睡，甚至腹痛、嘔吐、腹瀉。

夏季應多吃健脾養胃、化濕除邪的食物

因為夏季的氣候特點，明代醫家汪綺石在《理虛元鑒》中特別告誡說「長夏防濕」。長夏是指夏末秋初，季節交替的時候，大概就是對應於三伏天。為了防止濕邪侵襲人體，夏天應多吃可以除濕的食物。比如，薏仁水、綠豆粥、紅豆粥、荷葉粥，都具有很好的清熱利濕作用。

除此之外，因為夏季天氣炎熱，孩子往往胃口不佳，可以適當吃一些性質偏涼的食物，比如新鮮蔬果、兔肉、鴨肉等，既能清補身體，吃起來又非常舒服。而油炸、燒烤食品就不適合在夏季食用，因為這些食物比較油膩，不易消化，會使本來就不佳的脾胃功能更加虛弱。

但是要特別注意，凡事都要適度。水果雖好，也不能大量吃，比如西瓜，小朋友都愛吃，適當吃一些，確實有清熱解暑的效果，但如果吃很多，反而會傷害脾胃，孩子的胃口會更差。另外，因為天氣熱，很多家長不限制孩子吃冷飲、喝冰鎮飲料，這是非常不可取的，因為這樣會使寒氣留在孩子體內，尤其是年紀小的孩子，很容易造成脾胃虛寒。

夏季巧吃薑

夏季飲食以清補為主，應適當多吃清熱利濕的食物，這些食物的性質多偏涼。但是，有一種性質溫熱的食物，在夏季的健脾飲食中卻佔有非常重要的地位，它就是生薑。生薑是廚房裡少不

了的調味料，很多菜都會用生薑來去腥提鮮。其實，生薑不僅是廚房中的明星調料，還是藥方裡的著名藥材。生薑中含有多種維生素和微量元素，還含有能抑制細菌的成分。

夏天大家都喜歡吃些爽口的涼拌菜，如果加點薑末，不僅味道更好，能使人胃口大開，還具有補充營養、殺菌消毒、提高機體抵抗力的作用。

夏天天氣多變，經常突然下起大雨，在淋雨後，給孩子喝一碗薑糖水，能有效預防感冒。另外，很多家庭長期開空調，睡覺時也不關，孩子很容易受「夜寒」，晨起後會覺得渾身不舒服。這時候，也可以喝一碗薑糖水暖暖胃，會感覺身上舒服許多。

吞口水，補脾胃

百歲老人不花一分錢的長壽秘訣

在歷史上，有很多帝王花重金煉丹藥，希望能長生不老。但事與願違，這些花大量黃金求回來的丹藥，不僅不能讓這些皇帝長生，反而讓他們短命。我們都知道，長生只能是一種願望，或者說只能存在於神話故事中，但長壽卻是實實在在的，自古以來就有很多百歲老人的記載。很多老人長壽的秘訣，叫作「咽津延年法」，其實就是吞口水。

這種養生方法非但不用花一分錢，還不受時間、空間的限制，不僅適合老年人，小孩、年輕人也同樣適用。

唾液是消化系統的「衛兵」

唾液是由口腔中的唾液腺分泌的，含有多種蛋白質、消化酶和礦物質，不僅能幫助消化，還具有殺菌、抗病毒、中和胃酸等作用。唾液對消化系統具有保護作用，食物進入口腔，與唾液充分混合，其中的一部分營養物質會被消化，有利於胃腸道的進一步消化與吸收；而很多細菌、病毒等有害物質，或被唾液殺滅，減輕了對胃腸道的危害。另外，唾液呈鹼性，能中和部分胃酸，唾液中的黏蛋白還能附在胃黏膜上，起到保護作用，使胃免遭胃酸的破壞，防止胃炎、胃潰瘍的發生。

吃飯要細嚼慢嚥，不可浪費口水

很多孩子吃飯狼吞虎嚥，這是非常不對的，家長一定要教育孩子細嚼慢咽。每一口飯都細細地咀嚼，最好能嚼三十秒再咽下。這時，不僅食物能更充分磨碎，對脾胃有益的唾液也會大量分泌，隨食物一同被咽下。而且，經過充分咀嚼的食物，一部分澱粉轉化為麥芽糖，會嘗到絲絲的甜味，這是食物給人的「獎賞」。

除了吃飯時細嚼慢嚥，充分咀嚼外，教孩子每天閒暇的時候，用舌頭在口中四處攪動，很快就會滿口生津，再把這些唾液咽下。每天早中晚各做幾次，長期堅持，對健脾養胃、促進消化很有好處。

溫室花朵養不壯，多讓孩子接地氣

厚德載物，萬物從土生

五行與五方、五臟相對應，其中，脾臟屬土，配中央。「土」位居中央，可見地位多麼崇高。古人是非常崇尚「土」的，因為糧食、蔬菜、瓜果都是長在土地上的，可以說，離開了土地，人類就沒法生存。「厚德載物」，說的正是土的「德行」。多讓孩子與土接觸，就是與大自然接觸，與我們賴以生存的環境接觸，這不僅對孩子的身體大有好處，對孩子的性情也有非常有益的影響。

不要讓孩子「宅」在家裡

很多孩子，尤其是上學的孩子，平時學業繁忙，到了休息的時候，就想宅在家裡，看電視，玩電腦，哪都不想去。

我很理解孩子，又要上學，又要參加各種補習班、興趣班，屬於自己的時間少得可憐。但正因為如此，有時間更不能「宅」在家裡，更要多出去與大自然接觸，做「電視兒童」「電腦兒童」，對身體有百害而無一利。

看電視也好，玩電腦也好，小孩往往都不注意姿勢，就窩在床上或者沙發上，眼睛距離螢幕很近，一動不動。如果家長不管，孩子能連續玩幾小時。

這樣，不僅對視力有很大傷害，使很多小孩過早戴上眼鏡，對身體其他器官也有不良影響。首先，脾胃的消化功能會受到很大影響。久坐不動，加上窩在沙發裡看電視的姿勢，使胃受到壓迫，不利於消化，容易引起消化不良、積食。其次，頸椎會有問題。孩子身體稚嫩，易受損傷，長期一個姿勢玩遊戲，很容易造成頸椎勞損，引起頭暈、背痛、手麻等頸椎病症狀。最後，因為待在室內，接觸的陽光、新鮮空氣不夠，也不利於孩子骨骼、肺部發育，並且容易感冒。

讓孩子出門走走，接接地氣

應鼓勵孩子多與大自然接觸，最好在週末帶孩子去郊外走一走，呼吸新鮮空氣，接觸一下農田、林地。

不要總想著讓孩子上補習班。讓孩子學數學、鋼琴、美術，是對孩子的培養，讓孩子接觸自然，對孩子也是一種陶冶。

如果實在沒有條件，那也要經常「趕」孩子出門玩一玩。二、三十年前，那時候的孩子都是成群結隊在街上玩，也沒什麼玩具，撿一些樹枝、石塊，都能玩得很開心。那時候生活水準比現在低，孩子的體質反而比現在還要好一些。

現在的家長對孩子都非常重視，管得比較嚴，很多家長見不得孩子玩得一身泥土回家。其實，小孩子不玩得滿身是土，怎麼能玩得痛快呢。

孩子玩泥土，不僅能使孩子的天性得到釋放，對身體也很有好處。泥土中有一些微生物等，我們的身體與它們充分接觸，就能很好地辨識它們，以後發生過敏的可能性就比較低。近年來城市兒童哮喘發病率越來越高，就是與孩子養活得越來越「乾淨」，剝奪了其免疫系統鍛煉的機會有關。當然了，玩歸玩，還是要教育孩子講衛生，玩完了回家要把手洗乾淨，再吃東西。

憂思傷脾，多關心孩子的心理健康

疼孩子不能只重物質

所有的家長都很愛自己的孩子，往往竭盡所能給孩子「最好」的，吃的、穿的、用的，樣樣都不能比別人差。

但是，家長對孩子的關心，往往只體現在「物質」上，對孩子「精神」層面的關心卻少之又少。很多人會說，小孩子哪有那麼多「心理病」，吃好喝好就可以。

這樣說就太武斷，就連嬰兒都不僅僅滿足於吃飽喝足，還需要媽媽的擁抱和撫摸，何況孩子越來越大，思想越來越複雜，心理對健康的影響也越來越大。

「想太多」影響孩子吃飯

中醫講五臟與七情相對應，其中，與脾對應的是思，如果思慮過度，則會對脾功能有所損傷。最常見的，就是引起消化不良、食欲缺乏、厭食、積食等。我們都有過這樣的體會，當心裡總惦記著一件事，感覺不踏實的時候，就會「茶飯不思」，這就是「憂思傷脾」導致的。

孩子也是這樣，非常瘦弱的孩子，往往比較「心重」，平時想得太多，以至於脾胃功能不佳，吃飯少。還有很多孩子，一到考試就吃不下飯，這也是心理負擔影響脾胃功能造成的。

有些讀者可能會說，我的孩子還小，才剛上幼稚園，沒那麼多想法，哪有什麼心理負擔。這就太小看孩子了。我鄰居家的孩子，剛上幼稚園那半年，他一到週日晚上，就不好好吃飯，家長怎麼勸也不行。這是為什麼呢？很簡單，週一要上幼稚園了，他不想去。這就成為他的心理負擔，週日晚上就吃不下飯。後來，這孩子和幼稚園的小朋友漸漸熟悉，還有了兩個要好的朋友，對上幼稚園就沒那麼抵觸了，週日晚飯的「厭食問題」自然消失無蹤。

注意孩子的情緒變化，多給孩子「解心寬」

很多來看消化不良、厭食、積食的孩子，家長往往十分著急，除了用藥以外，也經常問我有沒有什麼食療方，有沒有什麼要忌口，關注點都在吃上。

我希望家長們能經常和孩子談談心，聊聊心事。很多時候，孩子的脾胃問題，都是「心病」所引起。孩子有什麼擔心的事、想不開的事，長期積存在心裡，影響了脾胃功能，才出現了食欲缺乏、消化不良症狀。

俗話說，心病還需心藥醫，要是不把孩子心理的負擔去除，吃再多藥，飲食再注意也沒用。如果家長能多瞭解自己的孩子，讓孩子把心事說出來，把心結解開，也許不用吃藥，胃口自然就會恢復。

平時和孩子接觸最多的父母，如果孩子有什麼情緒變化，只要足夠細心，父母都能發現。要和孩子平等地談一談，聽聽孩子的心聲，設身處地為孩子想一想，幫孩子找一找解決的辦法，消除孩子的思想顧慮。

有很多家長說，孩子根本不願意和自己說話。其實，這都是家長自己造成的，沒有一個孩子天生就不願意理家長的。對孩子來說，父母都是自己的保護神，孩子都是願意和父母交流的。如果發覺孩子不愛理自己，那一定是之前忽略孩子的需求，孩子才會變得不信任家長，不願再開口。這時候，更得放下身段，多點耐心，多和孩子聊聊。家長真誠地和孩子「交心」，孩子才能放開心胸。

第 7 章

注意生活細節，養肺事半功倍

秋季養肺最關鍵，滋肺陰，防秋燥

「白露」之後要注意防秋燥

秋天天氣乾燥，對於「喜潤惡燥」的肺臟是一個極大的考驗。兒童肺臟尤其嬌嫩，更容易受到燥邪的損傷，出現口乾、咽乾、鼻乾、大便乾燥等表現。因此，在秋季要謹防秋燥。

秋天從什麼時候開始呢？有人認為是「立秋」節氣，我覺得有點早。雖然節氣叫「立秋」，但陽曆八月初，天氣還很熱，孩子們都還在放暑假，這時還屬於典型的「夏季」。而「白露」節氣，在陽曆的九月八日左右，這時氣溫已經逐漸降低，空氣中的濕度也逐漸降低，符合人們普遍認識中的秋季。

白露時節，因為夜間溫度降低，清晨的時候，會看到地上的小花、小草上都帶著露珠。這是「白露」得名的原因，同時也說明，這時候陰氣漸重。

我們都有體會，秋天早晚涼，白天的氣溫仍較高，但天氣比較乾爽，濕度低。在這樣的氣候條件下，人出汗比較少，從夏季積存的體內燥熱不容易排出，而外界環境又比較乾燥，口腔、鼻腔黏膜又缺乏水分的滋潤，可以說是內憂外困，肺臟很容易受到燥邪的「灼傷」。

這時候，要特別注意對孩子肺的養護，多喝水，適當多吃一些滋陰潤肺的食物，注意增減衣服，預防感冒。

秋季飲食，少辛增酸

秋季飲食，要遵循少辛增酸的原則。少辛，就是少吃一些辛辣刺激的食物，比如蔥、薑、蒜、辣椒、胡椒、花椒等，這些食物往往性熱，會助生內熱，使體內的燥邪更甚，更加損傷肺陰。另外、油炸、燒烤食物也會加重秋燥。

另外，中醫認為，辛味入肺，多吃辛辣食物會導致肺氣太盛，而肺屬金，肝屬木，金克木，肺氣太盛會傷肝。為了防止肝氣受損，應適當多吃一點酸味的食物，如山楂、石榴、葡萄等應季水果，都是很好的選擇。

潤肺養肺，初秋清熱，晚秋驅寒

秋季是天氣由熱轉冷的過渡時期，秋季前期，承襲夏季的炎熱，天氣特點以「熱」為主，肺臟易受「溫燥」的侵襲，秋季後期，銜接冬季的寒冷，天氣特點以「涼」為主，肺臟易受「涼燥」的危害。這就決定了，在秋季前後，潤肺飲食的側重點是不同的。

初秋，飲食應以清熱滋潤為原則，可以多喝一些滋陰清熱的湯粥。比如，薏仁粥、冬瓜湯、梨水等，都非常適合孩了日常食用。

晚秋，天氣漸涼，飲食應以驅寒滋潤為主，不僅要養陰潤燥，還要有一定的能量，幫助孩子抵禦寒冷的侵襲，這時候，可以用具有養肺功能的百合、銀耳搭配富含能量的南瓜、紅棗、山藥等做成菜肴或湯粥給孩子食用。

春捂秋凍，永不過時的護肺「老道理」

延遲增減衣物，幫肺平穩過渡

每年的春天和秋天，大街上的人們總是穿得五花八門，甚至會出現有人棉衣，有人短袖的不協調場面。正所謂「二八月」亂穿衣，這一點在幼稚園、學校裡也有所體現，孩子們衣著的厚度也相差很大。

春天，有些孩子，尤其是愛美的小女生，已經迫不及待地穿上了裙子，而有些孩子，仍然在家長的要求下，穿著厚厚的冬裝。相反，在秋天，很多家長怕孩子凍著，早早給孩子穿上了毛衣，甚至棉衣，而有些孩子則還穿著單薄的夏裝。

在春秋天氣過渡的時候應該怎樣給孩子穿衣服呢？「春捂秋凍」還是有道理的，這有利於保護孩子的肺臟。

「春捂」說的是春天乍暖，不要過早脫掉棉衣。這是因為，雖然相比冬季，春季陽光明媚，感覺比較溫暖，但晝夜溫差較大，一早一晚還是非常寒冷的。而且，春季往往會停止供暖，室內的溫度反而會比冬季有所下降。經過了漫長的冬天，孩子們已經習慣了暖氣、棉衣帶給自己的溫暖，抵抗力相對較弱，這時候貿然減少衣服，會讓身體很不適應，尤其是嬌嫩的肺臟，特別容易受到寒邪的侵襲，出現感冒、咳嗽等。這也是一到冬春換季的時候，上呼吸道感染的孩子特別多的原因。

「秋凍」是指秋天天氣變冷，不要過早地添加衣物。秋季空氣中的濕度比較低，人們感覺比較涼爽，但實際上暑熱尚未散盡。同時，經過了炎熱的夏季，孩子體內的陽氣充足，抵抗力是相對比較強的，這時就算有一點寒邪侵襲，也能被體內的陽氣抵禦住。相反，如果氣溫回升，孩子的衣服又穿多了，就容易化生內熱，再一著風，反而容易感冒。

這樣說來，給孩子穿衣服，春捂秋凍的原則還是應該遵守的，可以讓身體，尤其是嬌嫩的肺臟有個逐漸適應的過程，免遭外邪的侵襲。

如何科學「捂」正確「凍」

春捂秋凍，說起來簡單，做起來卻有不少學問。

「春捂」不是說一直穿著厚衣服不脫，那具體該怎麼「捂」呢？

首先，做父母的要細心，天氣預報每天都要看。看到第二天冷氣團要來，要降溫了，那就一定得提前給孩子穿上厚衣服。如果天氣預報提示晝夜溫差較大，大於8℃，那孩子早上出門的時候，也得穿上。到了學校或幼稚園，氣溫升高，再脫掉大衣即可。

其次，就是不能著急，對待孩子的穿衣問題一定要「慢半拍」。比如氣溫已經穩定回升，大街上的年輕人都開始穿裙子，別在這時候趕時髦，再「捂」一週，等氣溫趨勢確實穩定，再減衣物。

最後，不能一味地「捂」，該脫也得脫。如果白天氣溫持續在15℃以上，已經穩定了幾天，就該考慮給孩子減衣服。

說完「春捂」，再說說「秋凍」。秋季氣溫較低，又不是特別寒冷，正是鍛煉孩子肺臟、提供免疫力的好機會。家長應該如何把握住這個機會呢？首先，「秋凍」應選擇在初秋的時候進行，那時暑熱未消，天氣涼爽，可以讓孩子繼續穿夏天的衣服。到了深秋，可就別再「凍」了。

其次，要做好兩手準備。秋天和春天一樣，都有晝夜溫差大的特點，孩子上學、上幼稚園時，不妨在書包裡給孩子備一件外套，變天或者早晚及時穿上。

再次，要對孩子進行「耐寒訓練」，幫助孩子適應秋凍。耐寒訓練也很簡單，就是堅持用涼水洗手、洗臉。這樣做，對預防感冒很有效。

最後，要注意孩子頸部、雙肩、腹部和雙腳的保暖。也就是說，夏天經常穿的背心，秋天就不要穿了，還是帶點袖子較好；那種「露肚臍裝」也不適合孩子，上衣應該蓋住肚子；夏天大多數孩子都是光腳穿涼鞋，秋天還是穿上襪子，穿雙布較為好；必要時，可以給孩子圍條絲巾。

說了這麼多，相信「春捂秋凍」已經不再是一個抽象的概念，各位家長都知道具體該怎麼做了吧！

悲傷肺，孩子快樂是健康的基礎

悶悶不樂的孩子常感冒

在五臟與七情的對應關係中，悲為肺志，悲傷的感情對肺的刺激非常大，會使肺氣不斷被消耗。我們可能都有過這樣的經歷，大哭一場之後，會感覺渾身沒力氣，似乎動也動不了，只想睡一覺。這就是肺氣耗散的結果。

悲傷的情緒不斷消耗肺氣，肺主呼吸的功能就會減弱，造成肺衛不固，容易受到外邪的侵襲，於是感冒、咳嗽、咳痰、哮喘等病症就都來了。

很多家長不重視孩子的心理健康，孩子的喜怒哀樂家長都不清楚，以至於孩子病了也不能找到病根。

我曾經遇到過一位小患者，因為肺炎住院。孩子平時身體很好，很少感冒，家長也不明白為什麼突然就得了肺炎這麼重的病。

孩子住院的時候，我看他總是悶悶不樂的，還以為是不習慣醫院的環境，有一次我和他聊天，才知道，孩子是因為家裡的小貓死了而傷心。雖然養小貓的時間不長，但朝夕相處，孩子和小貓感情非常好，一時接受不了。孩子的家長卻沒當回事，只是對他說，沒關係，小貓死了再給你買一隻。孩子見家長也不理解他，就不再提了，悶在心裡，於是就生病了。

從中醫的角度講，悲傷肺，會影響肺的呼吸和防衛功能，嚴重的就會導致肺炎。從西醫的角度講，悲傷的情緒會影響人體內很多激素、神經遞質的分泌，影響免疫功能，造成機體抵抗力下降，當有細菌、病毒侵犯的時候，身體就抵擋不住。

當然，因為悲傷引起肺炎的例子畢竟比較極端，但因心情不佳導致感冒的確實不少。尤其是考試成績出來後，經常能見到孩子因為沒考好而生病的。

與孩子做朋友，讓孩子心情開朗

在大人的印象中，孩子都是無憂無慮的，好像不該有什麼憂愁的事。其實還真不是這樣，孩子雖小，也有自己的情感，也會感到生氣、悲傷。

很多家長，對孩子的物質生活特別關心，每天多吃一口飯，少穿一件衣服，家長都要斤斤計較，但對於孩子精神的關心卻流於形式。

好一點的家長，問問孩子在學校、幼稚園發生什麼事了，但一般也只是聽聽，不往心裡去。或者，只關心與學習有關的事，其他的都不太上心。甚至有的家長，因為工作忙，都不怎麼和孩子交流，孩子一天過得怎麼樣，根本就不知道。這樣被家長忽視的孩子，怎麼可能健康快樂地成長呢？

其實，孩子在成長過程中，總會遇到一些挫折、困難，孩子的心情也難免受到影響，這不是什麼大事，也不是什麼壞事。關鍵在於，家長要及時、正確地引導孩子，讓他從暫時的困難中走出來，消除不良情緒。

這樣，孩子不但能在挫折中吸取經驗教訓，不斷成長，心理也會越來越健全，以後再遇到類似的事，也不會對他造成太大影響。

這些話說起來容易，做起來就需要家長花時間，花心思了。面對孩子，不要總端著家長的架子，要認真聽聽孩子的心聲，設身處地為他們想一想，弄清他們為什麼有這樣的想法，有這樣的情緒。比如前面說的患肺炎的小男孩，如果家人能早點理解孩子愛小動物的心情，在正視他的情緒的同時，及時疏導、化解，也許就不會讓肺炎有可趁上機。

親近綠色，讓孩子呼吸新鮮空氣

城市裡的環境污染傷害孩子的肺

我覺得現在的孩子雖然吃得好穿得好，還有各種新潮玩具，卻享受不到最基本的資源。

前一陣，我看網路上人們都熱衷於「曬藍天」，在社群網站放藍天白雲的照片，似乎覺得最近天氣變好，但是看多了，心裡卻覺得有些悲哀，這藍天白雲本來不是理所應當的嗎，現在都成了稀有的事。

我們的孩子更是可憐，很多孩子很少見過滿天繁星，甚至藍天都難以見到。說起來，都是環境污染導致的。

現在患哮喘的孩子那麼多，與空氣品質不好有很大關係。我們小時候呼吸的都是帶草木味的新鮮空氣，現在的孩子呼吸的都是帶塵霾、霧霾的污染空氣。孩子的肺本來就嬌弱，怎麼受得住這樣的刺激。

有時候我在大街上，看見小推車裡睡覺的嬰兒，覺得又喜歡又心酸；小寶寶粉紅的小臉，真是討人喜歡，但小推車的高度正好與汽車排氣管差不多，想到這麼小的孩子，吸進肺裡的全是廢氣，就感到特別心酸。

空調損傷孩子肺的陽氣

除了空氣污染，現在還有一個特別大的問題，就是冷氣。因為溫室效應，氣溫太高，家家都開冷氣。待在冷氣房裡，冷風一吹，是感覺舒服，但身體不一定受得了。尤其是孩子，陽氣很容易受損。

本來到了夏天，通過出汗來散熱，冷氣一吹，汗排不出來，水濕就會存在身體內。肺主水，本來肺是要把水通過汗疏泄出去的，被冷風強行堵了回來，肺就要消耗更多陽氣去做這件事，陽氣受損，就更無法運化水濕，造成體內水濕內停，水濕易化成痰，出現咳嗽、咳痰等症。

帶孩子多去郊外跑一跑，清清肺，出出汗

鑒於目前城市的這種狀態，建議家長在週末帶孩子去郊區玩一玩，爬爬山，讓孩子多呼吸新鮮空氣。另外，讓孩子在陽光下跑一跑，出出汗，把體內的濕邪排一排。郊區天氣涼爽，也不用擔心孩子被曬傷。另外，去郊外遊玩，還能幫孩子開闊眼界，多接觸大自然，多認識一些花鳥魚蟲，孩子的心情會非常好，見識也會越來越廣博，對身心發展都有好處。

室內裝潢小心孩子的肺

家庭裝潢，小心安全隱患

現在年輕人有了小家庭，都要把自己的新居裝潢一下，但無論是新房還是二手房，裝潢都是一個大工程，整修的花樣越來越多，光是牆面漆，就有很多品牌，每個品牌又有好多類型。細心的人可能會發現，不同類型的牆面漆上面有不同的標注，有的寫著「無添加」，有的寫著「超低VOC」，這其實就是標注其中甲醛等揮發溶劑的添加量，而甲醛等揮發溶劑，正是影響健康的安全隱患。添加有機溶劑過高的牆面漆，很容易損害人們尤其是孩子的身體健康。

除了牆面漆，還有地板、壁紙以及各種傢俱等，都不可避免地要用膠來進行黏合，膠的甲醛含量往往超標。即使是一些號稱安全環保的材料，其中也會有甲醛釋放，而且，即使是每一種裝潢材料的環保性能都達標，那麼多種加在一起，室內甲醛含量也難免超標。

表面積大，肺最容易「被污染」

隨著兒童白血病發病率的不斷升高，裝潢與白血病的關係逐漸為人所知，很多家庭的悲劇確實與裝潢有關。

除了引人注目的白血病，還有一種與裝潢密切相關的疾病比較容易被人忽視，那就是哮喘。我有一個學生，從上大學就開始咳嗽，遇上感冒咳得更嚴重，宿舍裡的同學都調侃她是「肺癆」。有時候，這個學生咳得實在太難受了，就去看病，但驗血、拍X光片，都沒什麼問題，於是按感冒治療。後來，這個學生和她宿舍的同學都習慣她咳嗽，不當回事。臨床實習的時候，這個學生的咳嗽又奇跡般的好了，一點症狀都沒有。究其病因，這個同學上大學時住的是新宿舍樓，剛裝潢完一個月就入住了，而醫院的宿舍是老房子，有二三十年了。這位同學患的其實是一種特殊類型的哮喘，叫咳嗽變異型哮喘，就是裝潢污染引起的過敏所導致，換到沒有裝潢污染的環境，自然就痊癒。

我在臨床中，遇到哮喘的孩子，一問，也經常是家裡最近裝潢過，入住沒多久就開始咳喘。因為肺內有很多肺泡，所以表面積比皮膚還要大，每天呼吸幾萬次，很多污染物質會直接吸附在肺上。所以，比起其他器官，肺受到的裝潢污染最嚴重。

通風祛味，保「肺」大作戰

認識到了裝潢污染對身體健康，尤其是肺健康的危害，我想各位家長在裝潢新居的時候，一定會更注重環保。

其實，裝潢肯定有污染，這是不能避免的，我們也不能因噎廢食，為了怕污染就不改善居住環境。我們能做的，是儘量把危害降到最低限度。

首先，要選擇環保的裝潢材料，值得信任的廠商。比如，同樣是牆面的裝潢，牆面漆就比壁紙環保，同樣是地面裝潢，瓷磚就比木地板環保，原因在於裝壁紙和地板都需要用到膠，而膠正是污染的最大來源。又比如，同樣是牆面漆，嚴格遵照國家標準生產的知名品牌，就比隨意添加材料的小品牌要環保很多，在這方面千萬不要圖便宜。

其次是通風，這是至關重要的。前面說起的那位咳嗽變異型哮喘的同學，如果是在新宿舍裝潢後，通風半年再入住，相信結果會很不相同。無論是甲醛，還是苯，都屬於有機溶劑，都具有揮發性，會不斷釋放到空氣中。如果在裝潢完，能夠有幾個月的通風時間，污染物的含量就會大幅降低，對人來說就安全許多。

再次，綜合使用各種除污染方式。市面上有很多除甲醛的產品和方法，有多大作用不一定，但綜合應用，還是有一些好處的。比如，水果、植物、活性炭吸附法，醋水薰蒸法等，都不妨一試。

最後，入住前，不妨進行一下污染物檢測，安心入住。

培養孩子良好愛好，對身心健康大有好處

培養孩子，少幾分「功利色彩」

我很同情現在的孩子，小小年紀，就被困在課堂上和補習班裡，生活很死板，沒什麼生氣。我經常看到七八歲的孩子，神情就好像七八十歲了，一點小孩子的天真快樂都沒有。

其實，這也不能怪孩子，平時要上課，週末要補習，一點玩的時間都沒有，哪有什麼童真童趣可言。曾經在公車上聽兩個小學生對話，一個孩子問另一個孩子每週上幾個補習班，那個孩子回答五個，問話的孩子說他有七個。這番對話可把我嚇壞了。每週週末兩天，孩子哪來的時間上五個，甚至七個補習班？難道說連平時的晚上也不放過嗎？再仔細聽，孩子們上的補習班包括英語、數學、書法、素描、鋼琴……太多了。不過有一句話我記得清楚，「除了那個直排輪班，其他我都不喜歡」。

可見，這些補習班大多是家長硬要孩子去上的，孩子本身並沒有什麼興趣。其實我也理解家長，現在社會競爭激烈，升學壓力大，誰也不希望自家孩子落後。但凡事也要有個限度，培養孩子帶著如此強烈的功利色彩，到時候能不能起到好作用很難說，孩子的逆反心理反而可能越來越強烈。

音樂、美術、體育，都能帶給孩子健康快樂

無論音樂、美術還是體育，都是孩子們非常好的興趣愛好，都有益於孩子身心發展。但為什麼那麼多孩子厭惡上鋼琴班、素描班呢？家長引導的方式不對。如果孩子音樂天賦欠佳，硬逼著孩子學琴，那就是枯燥無味，孩子當然很痛苦，不樂意。

實際上，音樂對陶冶人的情操非常有好處，每個孩子先天都是愛音樂的，好聽的歌曲總是能讓孩子本能地手舞足蹈。家長朋友應該因勢利導，平時多給孩子聽一些格調比較高雅的音樂、歌曲，如果孩子表現出比較強的音樂領悟力，再進一步培養，讓他學習樂器也未嘗不可；如果孩子對音樂的興趣不大，就讓孩子聽聽歌，放鬆放鬆，也是非常有益的。

中醫認為，五音（宮、商、角、徵、羽）是與五臟相對應的，好的音樂，不僅能夠愉悅心靈，對臟腑健康也是大有好處的。其中，高亢雄偉的商音與肺相對應，平時多給孩子聽一聽貝多芬《第三號交響曲》，或《黃河大合唱》等雄壯有力的曲目，對宣通肺氣

五音特點及與五臟對應表

五音	對應臟腑	特徵	代表曲目
宮	脾	沉靜莊重	《月光奏鳴曲》
商	肺	悲壯雄偉	《第三號交響曲》
角	肝	親切爽朗	《藍色多瑙河》
徵	心	輕鬆歡快	《喜相逢》
羽	腎	蒼涼悠遠	《塞上曲》

十分有好處。其他臟腑與音律的關係，可以參見右頁下表。

每個孩子天生都喜歡塗塗畫畫，如果不是與升學、考試聯繫在一起，相信孩子都喜歡拿起畫筆，畫一畫心中的圖案。美術對孩子的性格培養也非常有好處，因為畫畫需要耐心，而孩子為了完成心愛的畫作，自然就會更加專注、細緻，久而久之，心態會變得更加平和。中醫認為，悲傷肺，對於心事比較重、總是悶悶不樂的孩子，可以鼓勵他們畫一畫水彩畫，五顏六色的畫面會讓人心情愉悅，也能轉移孩子對不良事件的注意力。孩子的心情開朗，肺氣通了，肺衛功能增強，抵抗力自然就會提高，就不容易感冒、咳嗽。

體育對孩子身心健康的好處不用多說。孩子就應該跑跑跳跳著長大，不要整天把他們困在屋子裡。建議家長和孩子一起運動起來，跑步、打球、跳繩，都是非常好的運動。堅持下來，不僅孩子的身體壯實，對家長自己的健康也很有益。

第 8 章

對症食療按摩法，小病好得快

感冒，疏風解表，強肺衛

肺衛敗給外邪，造成孩子感冒

感冒是最常見的疾病，兒童感冒更是常見，很多孩子人生中第一次生病，得的就是感冒。為什麼會得感冒呢？按照西醫的說法，是人體受到感冒病毒的感染所導致。中醫沒有病毒這個名詞，相對應的是外邪。如果外邪犯肺，無論是寒邪、熱邪，還是暑邪，必然會引起肺衛的抵抗，正邪相爭，如果肺贏了，那就什麼事也沒有。如果最近孩子的身體比較弱，肺輸了，那就會發生感冒。也就是說，在正邪交戰過程中，如果肺衛打不過外邪，那麼人就會感冒。

肺衛為什麼會打不過外邪呢？一部分是肺自身的緣故，比如肺氣虛、肺陰虛，還有一部分是脾功能不足的緣故。前面說過，脾掌管著打仗時的「糧草」，如果脾功能不佳，「糧草」不夠，在前方打仗的肺自然沒有力氣，也就無法抵禦敵人的入侵。

分辨風寒感冒和風熱感冒

對於西醫來說，感冒是不分型的，治療方法也是一樣的，多喝水，多休息，有症狀就吃感冒藥，休養一週讓疾病自癒。

但對於中醫來說，可不這麼簡單，感冒分很多類型，如果對症下藥，不但症狀會減輕很多，病程也會相對較短；如果吃錯藥，不但不能緩解症狀，反而可能加重病情，延長病程。

感冒分為風寒感冒和風熱感冒，下表是兩種感冒的比較。

除此之外，還有夏季常見的暑濕感冒，表現為高熱無汗、胸悶、食欲缺乏、嘔吐、腹瀉、舌苔厚或黃膩。對於小孩來說，積食感冒也不容忽視，可以在風寒、風熱或暑濕感冒的基礎上發生，除各型感冒的表現外，還有厭食、腹脹、口臭、便秘或腹瀉、大便酸臭等症狀。

感冒患兒護脾肺飲食法

對於感冒的孩子來說，飲食上有以下幾點需要注意。

首先，要吃清淡容易消化的食物，如粥、米湯、麵疙瘩、餛飩等，可以把蔬菜和肉切成碎末加進去，既有營養，

風寒感冒和風熱感冒的特點及治則

分類	風寒感冒	風熱感冒
發熱	輕	重
惡寒	重	輕
出汗	無	有
鼻涕	清	濁
口渴	無	有
咽紅	無	有
舌苔	白	黃
治則	辛溫散寒，疏風解表	辛涼清熱，疏風解表

感冒對症食療方

薑糖蘇葉飲

材料

生薑……15克
紫蘇葉……10克
紅糖……10克

用法

趁熱服下。

作法

①將生薑洗淨，切絲；紫蘇葉洗淨，撕成小塊。

②將薑絲與紫蘇葉一起放入茶杯中，用沸水沖泡，蓋蓋浸泡10分鐘，調入紅糖，攪勻即可。

功效　解表散寒，和胃寬中。

銀花薄荷飲

材料

金銀花……15克
薄荷……6克
白糖……適量

用法

代茶飲。

作法

將金銀花加水煮15分鐘，再加入薄荷煮3分鐘，濾取汁液，加入白糖，攪勻即可。

功效　辛涼解表，利咽解毒。

荷葉冬瓜湯

材料

鮮荷葉……1張
冬瓜……250克
鹽……適量

用法

喝湯吃冬瓜。

作法

①荷葉洗淨，撕成小塊；冬瓜洗淨，去皮，去瓤，切成片。

②鍋中加水，放入荷葉、冬瓜，煮至冬瓜熟爛，加鹽調味即可。

功效　清暑化濕。

又易消化。千萬不要給孩子吃油膩、滋補的食品。在臨床中經常遇到這樣的情況，孩子生病，非要吃漢堡薯條等速食，家長心疼孩子就答應。這樣做不對，感冒時脾胃正是虛弱的時候，再吃難消化的速食，簡直就是火上澆油，輕則不利於病情恢復，重則加重病情。其次，多喝水，適當多吃蔬菜、水果。多喝水有助於保持呼吸道濕潤，也有助於體內毒素的排泄，對發熱的孩子也有降溫作用；而蔬菜、水果中富含各種維生素，可以為人體抵抗外邪補充能量。

再次，要注意各型感冒都有飲食宜忌。風寒感冒患者忌食生冷食物，如冷飲、綠豆、海鮮、生藕、柿子等，宜吃生薑、蔥白、香菜。風熱感冒患者忌食辛辣刺激、性熱的食物，如辣椒、花生、瓜子、羊肉、荔枝、龍眼等，宜吃梨、荸薺、甘蔗、綠豆等。暑濕感冒忌食過鹹的食物，如火腿、醃肉、鹹魚等，宜多吃茭白筍、西瓜、絲瓜、黃瓜等。

防治感冒按摩法

對於兒童感冒，按摩的效果往往比吃藥還好，尤其是緩解症狀，經常是按一按鼻子就通氣，體溫也下降。

平時就給孩子做保健按摩，可增強肺功能，提高抵抗力，預防感冒。

兒童感冒可以按摩以下穴位祛風散邪、發表解肌，對於各型感冒都能收到較好的效果。

揉一窩風：一窩風位於手背，腕橫紋正中凹陷處，以拇指指腹揉一分鐘。

揉小天心：小天心位於大魚際、小魚際交界處凹陷中，以中指指腹揉三十～四十秒。

分陰陽：按摩者以雙手拇指指腹從孩子掌橫紋中點向兩旁分推，一分鐘。

揉掌小橫紋：小指根與掌橫紋間的細小紋路為掌小橫紋，以中指指腹揉一～二分鐘。

預防感冒按摩方

補脾經：按摩者以拇指指腹順時針方向旋推孩子拇指末節螺紋面，三分鐘。

補肺經：按摩者以拇指指腹順時針方向旋推孩子無名指末節的指腹處，三分鐘。

推三關：以拇指指腹自腕橫紋向肘橫紋推前臂橈側，二～三分鐘。

揉外勞宮：外勞宮位於手背食指、中指間凹陷處，與內勞宮相對，以中指指腹揉一～三分鐘。

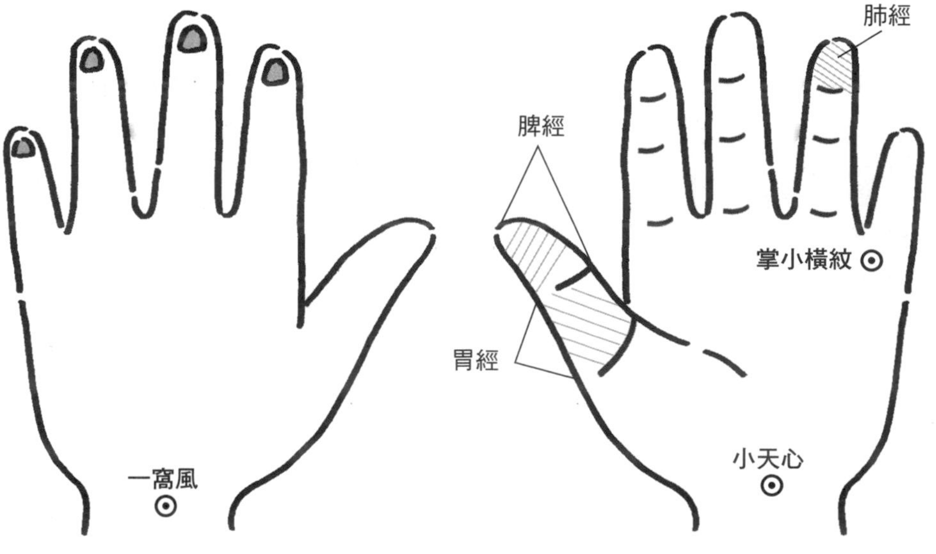

咳嗽，宣降肺氣，養肺陰

感受外邪或餵養不當都會使孩子「犯咳嗽」

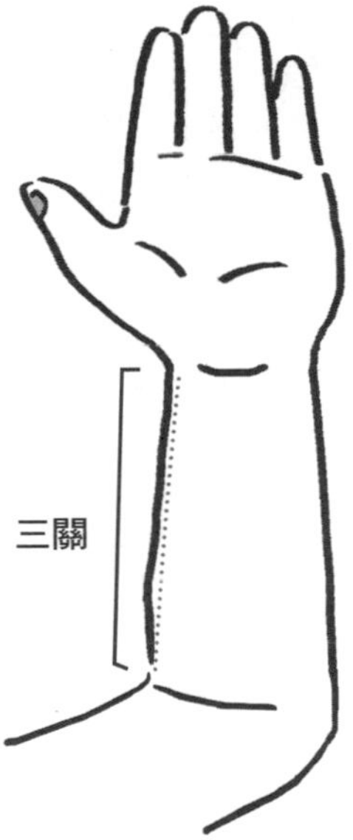

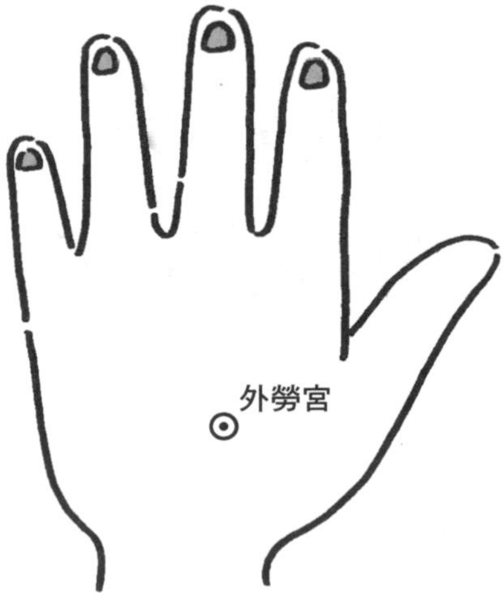

咳嗽不是一種病，而是一個症狀，但這個症狀很讓家長煩心。很多孩子經常咳嗽，感冒會咳嗽，感冒好了繼續咳嗽，甚至沒有感冒也會咳嗽。聽著孩子咳嗽，家長們都想知道，這孩子到底是怎麼回事，為什麼總是咳嗽，有沒有什麼辦法能讓孩子不咳嗽。

其實，咳嗽是一種保護反應，通過咳嗽，能把呼吸道內的異物清除出去，對健康是有利的。所以，對付咳嗽本身不是目的，重要的是找出引起咳嗽的原因，把病因消除，咳嗽自然就會好。

無論大人孩子，咳嗽最主要的原因還是呼吸道感染，中醫稱為外邪犯肺。感冒、支氣管炎、肺炎都屬於外邪侵犯人體，肺衛受到邪氣的攻擊，肺功能下降，宣降功能失常，肺氣上逆，就會咳嗽。

對於孩子來說，還有一種咳嗽類型，那就是積食咳嗽。吃多了引起咳嗽，這聽起來有些不可思議，其實在兒童咳嗽中很常見。孩子脾常不足，如果餵養不當，致使脾失健運，運化水濕的功能受到影響，水濕就會停聚在體內，化成痰，堵在肺裡。肺內有痰，孩子自然會咳嗽。

分辨外感咳嗽與內傷咳嗽

咳嗽分為外感咳嗽和內傷咳嗽兩大類。

外感咳嗽就是外感風邪所致咳嗽，病位在肺，與感冒類似，也分為風寒咳嗽和風熱咳嗽等。外感咳嗽一般發病比較急，病程比較短，常伴有發熱、流鼻涕等症狀。感冒導致的咳嗽就是典型的外感咳嗽。

內傷咳嗽一般發病比較緩慢，病程比較長，除了肺臟以外，其他臟腑往往也有功能失調的表現，卻沒有發熱、流涕等症狀或不明顯。兒童積食導致的咳嗽就是典型的內傷咳嗽。

咳嗽護脾肺飲食法

對於咳嗽的孩子，飲食上要注意以下事項。

首先要忌口。過鹹、生冷、辛辣、甜膩、過酸、油炸、燒烤的食物都不適宜咳嗽的孩子吃。吃得過鹹會加重水濕在體內的積聚，使得痰生成更多；生冷和辛辣的食物會刺激呼吸道，使咳嗽加劇；甜膩、油炸、燒烤食物，會蘊熱生痰，加重咳嗽；而過酸的食物有收斂作用，會使痰不易咳出。另外，海鮮等發物也不宜食用，會加重咳嗽。

其次要多喝水，以利於稀釋痰液，使痰容易排出。最好喝白開水，白蘿蔔水也很好。

再次，對於不同類型的咳嗽，可以適當多吃相宜的食物。熱咳的孩子，飲食以清淡為主，可以適當多吃白菜、茼蒿、蘿蔔、竹筍等蔬菜。寒咳的孩子，應該吃些溫肺止咳的食物，如生薑、蔥白、豆豉、香菜、金橘等。如果孩子咳嗽時間比較長，身體比較虛弱，可以吃些具有清補作用的食物，如枇杷、梨、百合、核桃、松子等，可養陰潤肺。

止咳按摩法

孩子咳嗽，在食療的同時，可以配合穴位按摩，有很好的宣肺止咳效果。

按摩以下這幾個穴位，對於各型咳嗽都能收到較好的效果。

感冒對症食療方

生薑炒雞蛋

材料

雞蛋……1個
生薑……15克
鹽、油……少許

用法

佐餐使用。

作法

① 將生薑洗淨，切末；雞蛋打散。

② 將薑末與雞蛋攪勻，加鹽調味，炒熟即可。

功效　疏風散寒、宣肺止咳，適合風寒咳嗽。

桑菊杏仁水

材料

桑葉……12克
菊花……12克
苦杏仁……10克
白糖……少許

用法

分次代茶飲。

作法

將桑葉、菊花、苦杏仁一同放在砂鍋內，加水，煎煮取汁，加入白糖即可。

功效　疏風清熱、化痰止咳，適合風熱咳嗽。

山楂白蘿蔔水

材料

鮮山楂……30克
白蘿蔔……100克
白糖……少許

用法

喝湯，吃白蘿蔔、山楂。

作法

① 白蘿蔔洗淨，切片；山楂洗淨，對切，去核。

② 將白蘿蔔與山楂放入砂鍋中，加水，小火煮30分鐘，調入白糖即可。

功效　消食化積、清肺化痰，適合積食咳嗽。

揉小天心：小天心位於大魚際、小魚際交界處凹陷中，以中指指腹揉一分鐘。

分陰陽：按摩者以雙手拇指指腹從孩子掌橫紋中點向兩旁分推，一～二分鐘。

揉掌小橫紋：在手掌，小指根與掌橫紋間的細小紋路為掌小橫紋，以中指指腹揉一～三分鐘。

逆運內八卦：在手掌，以掌心為圓心，從圓心至中指指根橫紋約三分之二處為半徑，所畫的圓為內八卦，以拇指指腹逆時針運一～二分鐘。

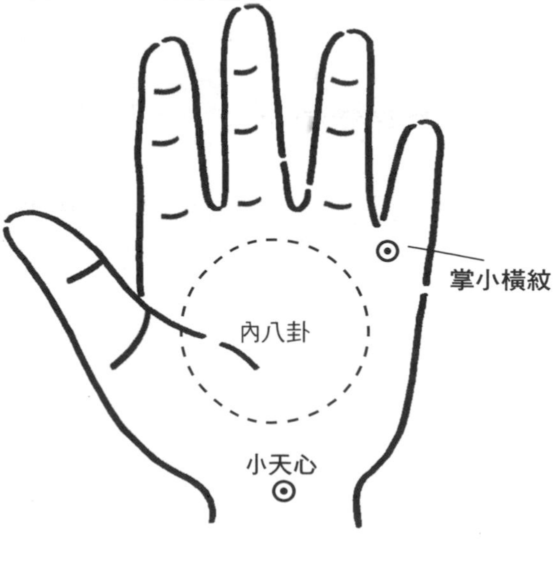

口瘡，清熱解毒，瀉脾熱

心脾有火，生口瘡

口瘡，就是西醫說的口腔潰瘍。別看這病不大，就是口腔裡一個小白點，但威力可不小，痛起來，大人都覺得難以忍受，何況孩子。所以，很多孩子長了口瘡，往往會不願意吃飯。這是最讓家長頭痛的。

有些孩子偶爾長口瘡，有些孩子則是長年反反復復長口瘡，這又是怎麼回事呢？細心的家長可能會注意到，偶爾長口瘡的孩子，往往是平時身體比較好的，口瘡一下子就很嚴重，非常痛，有時甚至滿口糜爛。這種孩子，往往是心脾有火，這火「燒」到口腔內，就引起了口瘡。還有的孩子，口瘡好了又長，但卻不太痛，這種孩子也是上火，但是為虛火。

分辨實火口瘡與虛火口瘡

長了口瘡，老百姓說是「上火」。這種理解基本上是對的，但要注意分清是虛火還是實火。有些家長不分青紅皂白，看見孩子長口瘡就給吃「敗火」的涼藥，反而會讓一些孩子的病情越來越重。

實火口瘡和虛火口瘡的特點及治則

分類	實火口瘡	虛火口瘡
發病	急	緩
病程	短	長，易反復
疼痛	重	輕
伴發熱	有	無
潰瘍周圍	焮紅	不紅或微紅
口渴	有	無
舌苔	薄黃	少或花剝
顴紅	無	有
便秘	有	無或有
治則	清熱解毒，瀉心脾積熱	滋陰降火，引火歸元

另外，還應注意孩子口腔潰瘍的部位，如果在頰部、上齶、牙齦、口角等部位，則以脾胃火為主，如果在舌頭上，則以心火為主。

口瘡護脾肺飲食法

對於患有口瘡的孩子，飲食上要注意以下事項。

首先，飲食應清淡，溫度要適宜，不宜過熱，以免刺激潰瘍部份。對於拒食的孩子，可以吃一些溫涼的稀粥、麵疙瘩湯等，容易進食，也好消化。不要吃辛辣、刺激、油炸、燒烤食物，以免加重上火症狀，如蔥、薑、蒜、辣椒、花椒、羊肉等都應避免食用。

其次，多吃含鋅豐富的食物和富含維生素B_2的食物，能促進潰瘍創傷癒合。含鋅豐富的食物如瘦肉、花生、核桃、雞蛋、豬肝等。富含維生素B_2的食物有豬肝、豬腰子、蘑菇、黃豆等。

再次，多吃新鮮蔬菜、水果，能清熱生津，可適當多吃白蘿蔔、白菜、藕、冬瓜、蘋果、梨、西瓜、甘蔗等。

最後，多喝水，通過排尿引火下行，可減輕口瘡症狀。

治口瘡按摩法

孩子患了口腔潰瘍，除了多吃清熱解毒的食物，按摩也有很好的去火療效。分清實火和虛

口瘡對症食療方

苦瓜飲

材料

苦瓜……1個
白糖……適量

用法

代茶飲。

作法

① 苦瓜洗淨，去籽，切小塊，放入榨汁機中榨汁。

② 在苦瓜汁中加入白糖調味即可。

功效　清熱解毒、利尿涼血，適用於實火口瘡。

蘿蔔鮮藕汁

材料

白蘿蔔……1個
蓮藕……1節

用法

代茶飲或含漱，連服3～4天。

作法

將白蘿蔔、蓮藕洗淨，切小塊，放入果汁機打成汁。

功效　清熱瀉火、生津止渴，適用於實火口瘡。

二冬銀耳粥

材料

麥冬……10克
天冬……10克
銀耳……15克
白米……50克
白糖……適量

用法

放涼後佐餐食用。

作法

① 麥冬、天冬加水，煎煮取汁。

② 銀耳洗淨，泡發，撕成小朵。

③ 藥汁中加入白米、銀耳，煮至米爛粥稠，加入白糖調味即可。

功效　滋陰降火、清熱生津，適用於虛火口瘡。

火，對症按摩以下幾個穴位，能得到較好的效果。

實火口瘡按摩方

揉總筋：總筋位於腕橫紋中點，以拇指指腹揉十～二十遍。

清天河水：按摩者一手拇指按於勞宮穴，另一手拇指或食指、中指從孩子腕橫紋推至肘橫紋，一～三分鐘。

清胃經：按摩者以拇指指腹，從孩子指根向指尖方向推，一～三分鐘。

掐揉地倉：地倉位於口角外側，上直對瞳孔，以食指指端掐揉一～二分鐘。

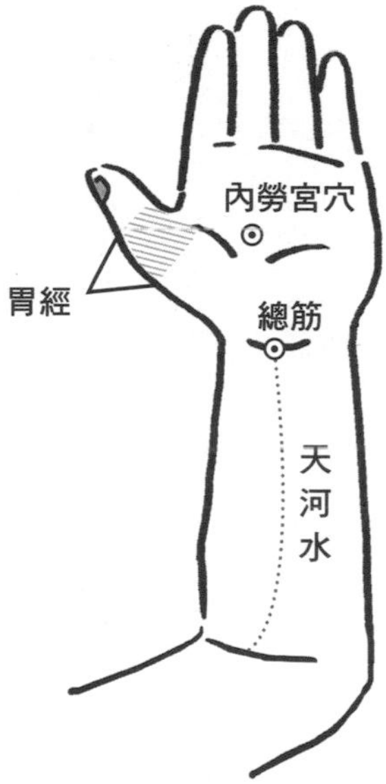

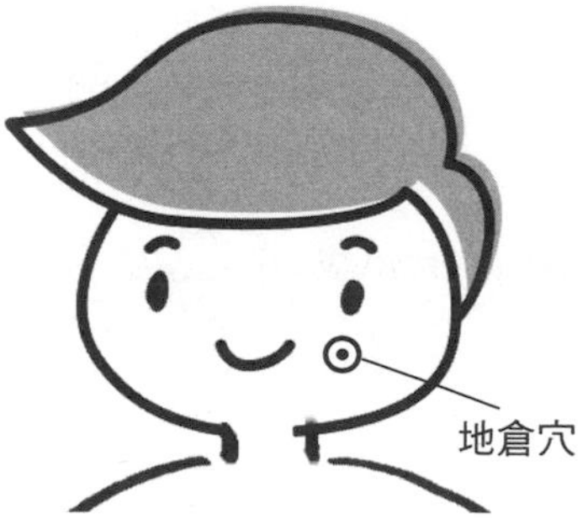

虛火口瘡按摩方

清心經：按摩者以拇指指腹從孩子中指指尖沿著掌側推向指根，三～五分鐘。

補腎經：按摩者以拇指指腹順時針方向旋推孩子小指末節螺紋面，三～五分鐘。

揉二人上馬：二人上馬位於手背，無名指、小指關節後方，兩指骨間凹陷處，以拇指指腹揉一～二分鐘。

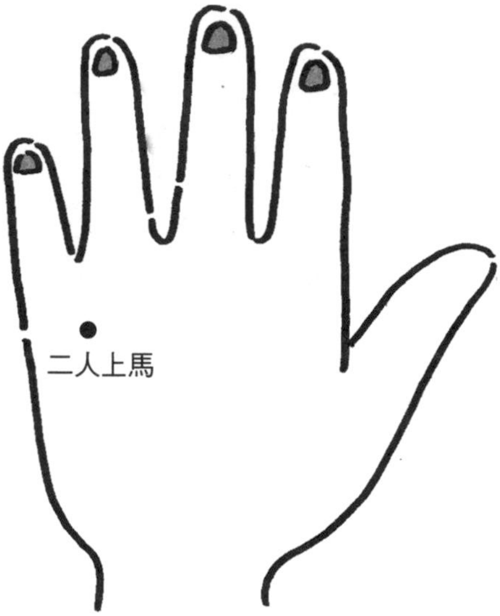

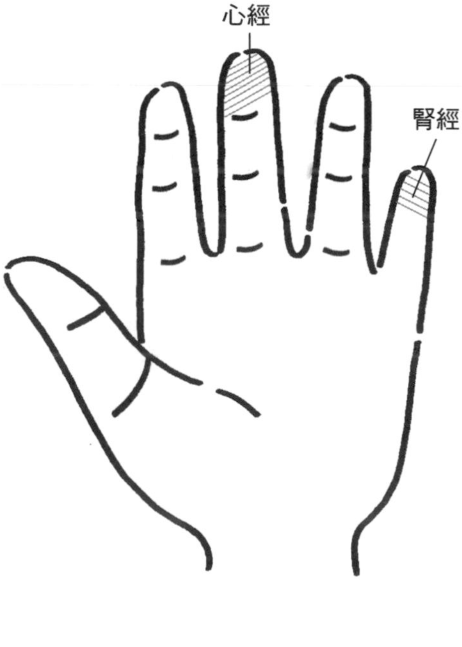

腹瀉，運脾除濕，清濕熱

孩子傷食、外感都會腹瀉

小孩腹瀉是常事，每個孩子都曾出現。因為孩子的體液容量比大人小得多，頻繁腹瀉很容易造成脫水，所以家長還是得重視孩子腹瀉問題。

為什麼小孩容易腹瀉呢，主要是「吃」的問題。最典型的是孩子吃了不乾淨的食物，就會腹瀉，西醫叫作感染性腹瀉。還有些孩子沒有亂吃東西，沒有感染細菌或者病毒，也會腹瀉，西醫叫作非感染性腹瀉。中醫認為，這種腹瀉也是吃的問題，是由於吃得太多，或者過分貪涼，影響脾胃功能所導致的腹瀉，稱為傷食腹瀉。

對於小孩來說，傷食腹瀉很常見，通常不太嚴重，一般通過飲食調理就能恢復。而感受外邪引起的腹瀉，多發生在夏秋季，與暑濕之邪有關，對應西醫的「秋季腹瀉」，就是輪狀病毒感染。這種腹瀉往往症狀比較嚴重，還伴有發熱，需要家長好好護理，尤其要注意及時為孩子補充水分。

還有些孩子脾胃虛弱，經常不能很好地消化食物，腸道受到未消化的食物刺激，就會出現腹瀉。

分辨各種原因導致的腹瀉

前面說過，孩子腹瀉多是因為傷食和感受外邪所致，而感受外邪又分為感受風寒和感受濕熱，它們的表現不僅不同，飲食調護等護理重點也不同。兒童常見腹瀉類型的特點及治療原則見下表。

腹瀉護脾肺飲食法

對於腹瀉的孩子，飲食上要注意以下事項。

首先，飲食應清淡、易消化，以低脂流質少渣、軟爛飲食為主，可選米粥、麵糊、藕粉等。不要吃油膩、生冷的食物，否則會加重腹瀉，如乳酪、蛋糕、芝麻、核桃、松子等油膩食物，冷飲、生的瓜果等生冷食物都不宜食用。即使是炎熱的夏天，也要給腹瀉的孩子吃溫食，喝溫水，

各型腹瀉的特點及治療原則

分類	傷食腹瀉	風寒腹瀉	濕熱腹瀉	脾虛腹瀉
大便性狀	稀溏，夾雜不消化的乳片或食物殘渣	清稀，有泡沫	稀水樣、蛋花湯樣，有黏液	稀溏，色淡
大便氣味	酸臭	不太臭	臭	不臭
腹瀉特點	便前腹脹腹痛，便後減輕	便前腹痛、腸鳴	腹瀉急迫或不爽，量多頻繁	飯後腹瀉，反復發作，時輕時重
舌苔	黃厚	白膩	黃膩	
其他	噁心、嘔吐、口臭、睡眠不良	發熱、鼻塞、流涕、咳嗽	口渴	面色萎黃，神疲乏力，消瘦
治療原則	消食化積，運脾止瀉	疏風解表，化濕止瀉	清熱利濕止瀉	健脾益氣止瀉

腹瀉對症食療方

紅蘿蔔消食湯

材料

紅蘿蔔……2根
山楂片……15克
紅糖……適量

用法

喝湯吃紅蘿蔔。

作法

紅蘿蔔洗淨，切小塊，與山楂片一同煮至紅蘿蔔熟爛，加紅糖調味即可。

功效　順氣消食、化積止瀉，適用於傷食腹瀉。

生薑粥

材料

白米……60克
生薑末……6克
陳皮……3克
花椒……少許

用法

佐餐食用。

作法

白米淘洗乾淨，與陳皮一起煮粥，粥將成時加入生薑和花椒再煮兩三沸即可。

功效　散寒化濕、健脾止瀉，適用於風寒腹瀉。

馬齒莧汁

材料

馬齒莧……200克

用法

代茶飲。

作法

馬齒莧洗淨，用榨汁機榨成汁。

功效　清熱解毒、涼血止瀉，適用於濕熱腹瀉。

茯苓糕

材料

茯苓粉……500克
蓬萊米粉……500克
白糖……100克

用法

當點心食用。

作法

將茯苓粉、蓬萊米粉、白糖混勻，過篩，加水調成糊狀，以微火在平底鍋內烙成薄餅。

功效　補脾滲濕止瀉，適用於脾虛腹瀉。

千萬不要貪涼。

其次，及時補充水分和礦物質。可以從藥店買口服補液鹽，按照說明沖水給孩子喝，應頻繁飲用，防止孩子脫水。對於維生素的補充，注意不能直接吃蔬菜和水果，因為其纖維素含量較高，會加重腹瀉，可以把蔬菜、水果榨成果蔬汁給孩子飲用。

最後，傷食腹瀉的孩子應暫停進食八～十二小時，但要注意補水。嬰兒一般不必停母乳，但大一些的孩子暫時先不要飲用牛奶。恢復飲食後，要少吃多餐。

治腹瀉按摩法

對於兒童腹瀉，可用止瀉四大手法，即點揉龜尾、推上七節骨、摩、揉神闕（肚臍），對於各型腹瀉都有較好的止瀉作用。

點揉龜尾：龜尾位於尾骨末端，以拇指指端揉三～五分鐘。

推上七節骨：以拇指指腹從尾骨尖直推至第四腰椎，三～五分鐘。

摩腹：以肚臍為圓心，以肚臍至劍突尖（胸骨下方突出處）距離的三分之二為半徑畫圓，沿此軌跡順時針與逆時針交替按摩腹部，八分鐘。

揉神闕：神闕即肚臍，以手掌揉三～五分鐘。

便秘，潤腸通便，健脾胃

脾胃功能不好，飲食不當，孩子容易便秘

隨著生活水準的不斷提高，飲食越來越精細，孩子便秘越來越常見，越來越嚴重，很多孩子都有過依靠便秘塞劑才能排便的經歷。

對於小孩來說，便秘多是脾虛和燥熱造成的。先說燥熱造成的便秘，這與吃的關係非常密

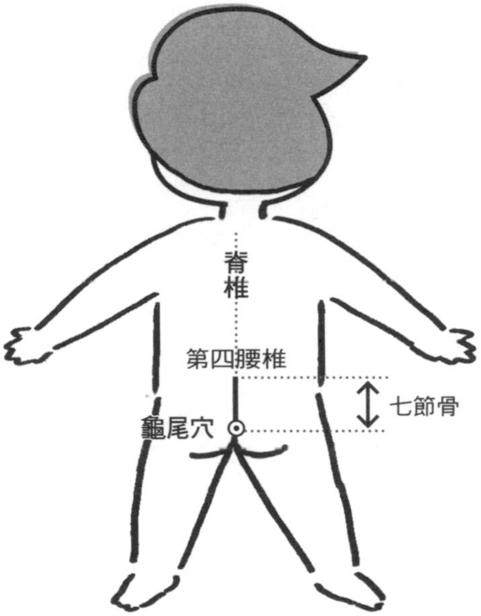

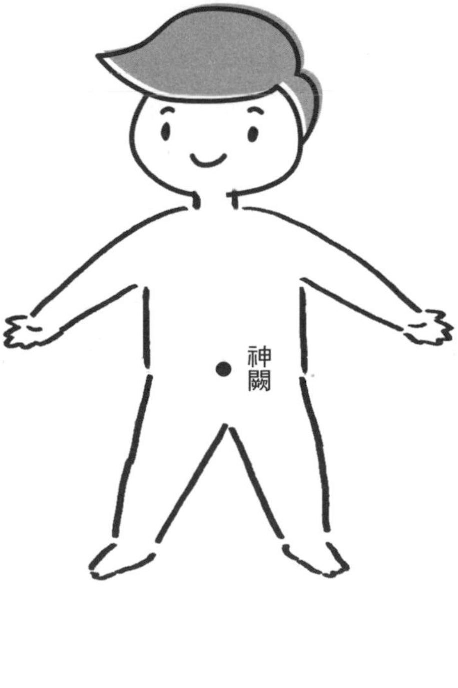

切，很多孩子不愛吃蔬菜，只愛吃肉，還有的孩子喜歡吃薯條、漢堡這些香燥的食品，都會導致胃腸熾熱，腸熱就會吸收糞便中的水分，使糞便乾結，難以排出。

有的孩子吃不少蔬菜、水果，也不愛吃零食，怎麼還會便秘？這多半是脾虛導致的。孩子脾虛，運化功能失常，沒有力氣推動腸道運行，就會導致糞便停留在體內，無法正常排出。另外，肺與大腸相表裡，孩子肺虛，肺失肅降也會影響大腸傳導功能，造成便秘。

分辨實秘與虛秘

飲食不當、胃腸燥熱引起的便秘多為實秘，而脾肺虛弱引起的便秘多為虛秘，兩者飲食調理的方法不一樣，家長應先分清孩子便秘的類型，再進行有針對性的調護。實秘和虛秘的特點及治則如下。

實秘症見大便乾結，如羊糞狀，艱澀難排，伴腹脹、煩躁、口臭、尿黃、舌苔黃，應採用瀉熱導滯通便的方法治療。

虛秘症見大便不乾，但排出困難，伴面色蒼白、消瘦、神疲乏力、舌苔白，應採用益氣養血、潤腸通便的方法治療。

無論是實秘還是虛秘，對於孩子來說，都不能用硝、磺之類的攻下藥物，所以不應該動不動就給孩子吃「牛黃解毒片」。

便秘護脾肺飲食法

對於便秘的孩子，飲食上要注意以下事項。

首先，多吃能促進腸蠕動、軟化糞便的食物。包括富含膳食纖維的食物，如各種綠蔬菜、水果等；富含維生素B群的食物，如粗糧、豆類及豆製品等；產氣的食物，如紅薯、洋蔥、蘿蔔、馬鈴薯等。不要吃辛辣刺激、油炸燒烤食物，也不要吃膨化食品，這些食品會引起腸燥，加重便秘。

其次，多喝水，有助於保持腸道內水分，軟化糞便。

再次，適當增加脂肪攝入，有潤滑腸道的作用，利於排便，如花生、核桃、松子等堅果。

最後，對於脾肺虛弱導致的便秘，宜多吃健脾潤肺的食物，如山藥、蓮子、紅棗、銀耳等。

治便秘按摩法

兒童便秘，可以試試以下通便的按摩手法，以瀉熱、潤腸、通便，增加便意。

清大腸經：按摩者以拇指指腹從孩子虎口向指尖推食指橈側緣，三～五分鐘。

退六腑：孩子屈肘，按摩者一手握住孩子手腕，另一手中指、食指指腹從肘向腕推前臂尺側緣，三～五分鐘。

便秘對症食療方

鮮筍拌芹菜

材料

鮮竹筍……100克
芹菜……100克
香油、鹽、味精……適量

用法

佐餐食用。

作法

①竹筍洗淨，煮熟，切片；芹菜擇洗乾淨，切段，焯水。

②竹筍與芹菜混合，加入香油、鹽、味精拌勻即可。

功效　瀉熱導滯、潤腸通便，適用於實秘。

菠菜湯

材料

菠菜……250克
鹽、香油……適量

用法

佐餐食用。

作法

菠菜洗淨，切段，加水煮湯，加入鹽調味，出鍋時點入香油即可。

功效　瀉熱導滯、潤腸通便，適用於實秘。

松仁粥

材料

松子仁……30克
白米……100克
蜂蜜……適量

用法

佐餐食用。

作法

松子仁與粳米同煮成粥，晾溫後加蜂蜜調味即可。

功效　益氣補虛、潤腸通便，適用於虛秘。

牛奶白米粥

材料

牛奶……250毫升
白米……100克
蜂蜜……適量

用法

佐餐食用。

作法

用白米煮粥，晾溫後加入牛奶和蜂蜜即可。

功效　益氣補虛、潤腸通便，適用於虛秘。

推下七節骨：按摩者以拇指指腹從第四腰椎直推至尾骨尖，推一～三分鐘。

揉龜尾：龜尾位於尾椎骨末端，以手掌揉三分鐘。

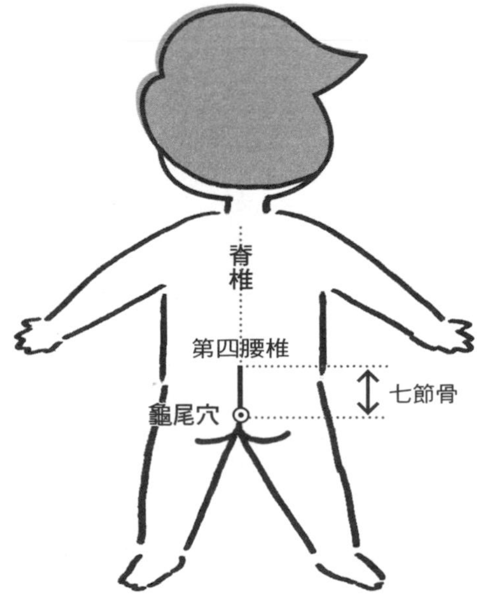

厭食，開胃和胃，運脾氣

厭食多是吃出來的毛病

說起病從口入，大家都會想到肝炎等傳染病，其實，還有很多疾病與飲食有著密切的關係。尤其是孩子，很多疾病都是吃出來的，尤其是厭食，與餵養不當的關係非常明確。

很多家長說，最頭痛的就是孩子的吃飯問題，每天吃飯就跟打仗似的，追著餵，孩子就是不吃。其實，出現這種情況，家長真的應該反省自己，平時在孩子的吃飯問題上花了多少心思。

有些家長說，我很重視孩子的吃飯問題，什麼好給孩子吃什麼，什麼有營養給孩子吃什麼。實際上，孩子的餵養不是這麼簡單。很多孩子吃了很多高蛋白的食品，如牛肉、雞腿、乳酪等，這些食物都非常有營養，但吃多了也不行，孩子的脾胃功能本來就弱，吃那麼多高蛋白的食品，根本消化不了。還有的孩子愛吃水果，夏天抱著西瓜吃，恨不得一口氣就吃半個，先不說西瓜性涼，吃多了傷脾胃，就說吃這麼多占了肚子，誰還吃得下飯。更不要說還有很多孩子偏食、挑食，愛吃零食，對脾胃功能都有不好的影響，都會導致孩子不想吃飯。

很多家長都有這樣的體會，平時孩子吃飯正常，一生病就不吃飯，病好了也有好一陣愛吃不吃，這往往與疾病或者治病的藥物傷到脾胃有關。所以，孩子生病時的調護非常關鍵，不光要治病，更要注重對脾胃功能的保護。

分清不同嚴重程度、不同類型的厭食

厭食的嚴重程度各有差異，調養起來側重點也不同。

如果孩子僅僅是食欲缺乏，多吃就覺得肚子脹，但是精神狀態很好，大小便也比較正常，那在中醫屬於脾胃不和，是比較輕微的情況，採取食療方法健脾和胃，很快就能恢復食欲。

如果孩子除了不愛吃飯，精神也不太好，懶懶的，不愛說話，大便不成形，夾雜未消化的食物，那就屬於脾胃氣虛證，需要注重健脾益氣。

如果孩子不愛吃飯，但愛喝水，尤其嗜好冷飲，而且皮膚乾燥、便秘、尿黃、舌苔少或花剝（舌苔不規則狀剝落），那就要考慮脾胃陰虛證，要特別注意滋養胃陰。

厭食護脾肺飲食法

對於厭食的孩子，飲食上要注意以下事項。

首先，飲食要定時定量，保證一日三餐，戒掉零食，尤其是吃飯前，絕對不能吃零食、喝飲料。在飯菜的製作上，家長要下功夫，在清淡、易消化的基礎上，儘量做到色香味俱全，激發孩子的食欲。

其次，食物不要過於精細，鼓勵孩子適當多吃蔬菜和粗糧，但生冷、油炸、燒烤食物會傷害脾胃，不要給孩子吃。

再次，病後體弱或者脾胃虛弱的孩子，可以少吃多餐，並適當多吃具有健脾益氣功能的食物，如山藥、蓮子、瘦肉湯等。

最後，注意從食物中補充維生素和微量元素，保證新鮮蔬菜、水果的攝入，適當吃些海產品。

治厭食按摩法

兒童厭食，可以試試以下按摩手法，以和胃運脾、健脾益氣、滋養胃陰、增進食欲。

補脾經：按摩者以拇指指腹順時針旋推孩子拇指螺紋面，三分鐘。

厭食對症食療方

小米山藥橘皮粥

材料

小米……50克
山藥……50克
鮮橘皮……10克

用法

早晚各服1次。

作法

①小米淘洗乾淨；山藥洗淨，去皮，切小丁；橘皮洗淨，切絲。

②將小米、山藥和橘皮一同放入鍋中，加水煮粥即可。

功效　健脾開胃，適用於脾胃不和型厭食。

蓮藕二米粥

材料

蓮藕……250克
白米……100克
小米……100克

用法

佐餐食用。

作法

①蓮藕洗淨，切丁；白米、小米淘洗乾淨。

②將蓮藕、白米、小米一同放入鍋中，加水煮粥即可。

功效　益氣健脾、和中開胃，適用於脾胃氣虛型厭食。

白蘿蔔汁

材料

白蘿蔔……適量

用法

每次100毫升，每日1次。

作法

白蘿蔔洗淨，切碎，用榨汁機榨成汁即可。

功效　清熱生津、除煩止渴，適用於脾胃陰虛型厭食。

揉板門：板門位於手掌大魚際，以拇指指腹揉一～二分鐘。

揉脾俞：脾俞位於第十一胸椎棘突下，旁開1.5寸處，左右各一，以雙手拇指指腹揉十遍。

揉胃俞：胃俞位於第十二胸椎棘突下，旁開1.5寸處，左右各一，以雙手拇指指腹揉十遍。

摩腹：用食指、中指、無名指三指先順時針按摩腹部，再逆時針按摩腹部，兩分鐘。

捏脊：從龜尾穴至大椎穴，由下而上捏提脊旁1.5寸處，每捏三下，向上提一下，共三～十遍。

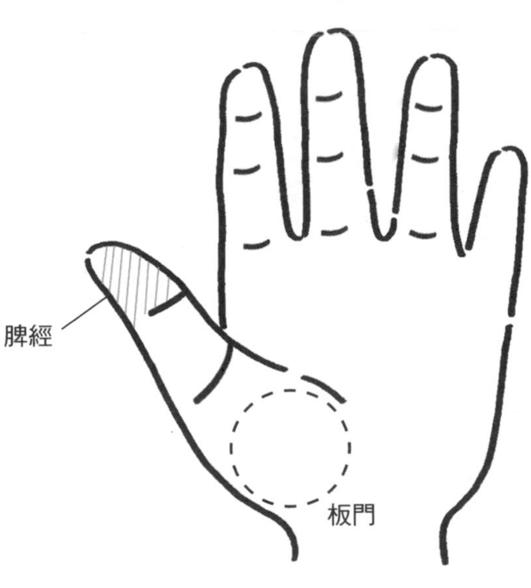

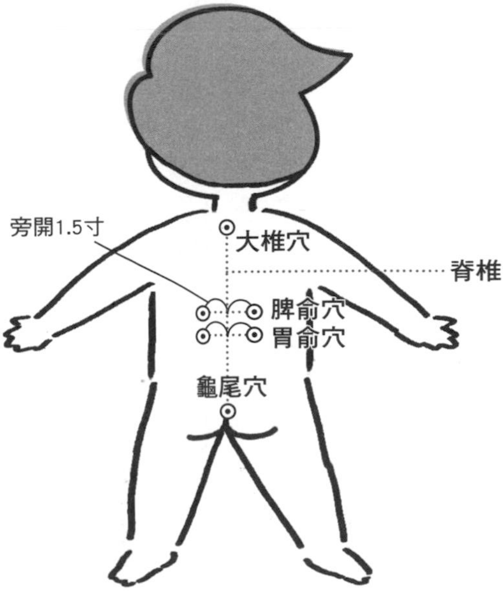

積食，消食導滯，補脾虛

餵養不當，脾胃虛弱易積食

積食是指乳食停聚中脘，積而不化的一種脾胃病症，類似於西醫的消化不良。所有的孩子，或多或少，或輕或重，都出現過積食的症狀，甚至比感冒還要普遍。經常看到這樣的孩子，一說話，嘴裡有味，一摸，手心很熱，這都是積食的表現。

為什麼現在積食的孩子這麼多？還是與餵養不當有很大關係。現在人們的生活水準提高了，物質極大豐富，家長都怕孩子缺營養，少吃一口都不行，這樣很容易讓孩子「吃多了」，超出了脾胃消化的能力極限，食物無法消化，就會停聚在中脘，造成積食。

還有一些孩子，平時身體比較弱，看上去很瘦，這種孩子脾胃往往不好，更容易積食。普通孩子吃多了才會積食，而他們吃正常的量就可能發生積食，因為脾胃功能不好，連正常量的乳食都無法消化。

分辨實證積食與虛證積食

一般來說，孩子吃多了，乳食內積導致的積食為實證，這種孩子一般身體素質較好，積食的出現與飲食不當關係密切。孩子出現積食時，往往不愛吃飯，口中有酸臭味，腹脹腹痛，肚子不讓碰，有時會嘔吐，吐出的都是未消化的食物，有時會發熱，大便酸臭，便秘，尿少，尿黃，舌紅，舌苔膩。

脾胃虛弱的孩子一般比較瘦弱，面色發黃，精神狀態也不好，經常感到很累，乏力，晚上也睡不踏實，肚子經常脹脹的，喜歡趴著，大便比較稀，夾雜著未消化的食物，舌苔白膩。

積食護脾肺飲食法

對於積食的孩子，飲食上要注意以下事項。

首先，要少吃，在三餐定時的基礎上要減量，減輕脾胃負擔。

其次，對於乳食內積的孩子，可以適當吃些具有健脾消食作用的食物，如山楂、白蘿蔔等，加強脾胃運化功能；對於脾胃虛弱的孩子，要少吃多餐，可以吃點具有健脾化積作用的食物，如山藥、山楂、麥芽等。

最後，生冷、油膩、辛辣、燒烤食物會損傷脾胃功能，千萬不能再給孩子吃，尤其是脾胃虛弱的孩子，平時應避開這些食品。

腹瀉對症食療方

雞內金散

材料

雞內金……數個

用法

每日3次，每次1克，溫開水送服

作法

雞內金焙乾，研成細末。

功效　健脾開胃、消積導滯，適用於實證積食。

山藥扁豆山楂粥

材料

山藥……50克
白扁豆……50克
白米……50克
鮮山楂……20克

用法

三餐食用。

作法

①山藥洗淨，去皮，切丁；白扁豆、粳米洗淨；山楂洗淨，去核，切片（可以乾山楂取代）。

②將山藥、白扁豆、粳米、山楂一同放入鍋中，加水煮粥即可。

功效　健脾益氣、消食化積，適用於虛證積食。

治積食按摩法

兒童積食，可以試試按摩以下穴位，可健脾和胃、消積導滯，還能促進生長發育。

揉板門：板門位於手掌大魚際，以拇指指腹揉一～二分鐘。

揉中脘：中脘位於肚臍正中上方4寸，即胸骨下端劍突與臍連線的中點處，以手掌揉一～二分鐘。

揉足三里：足三里位於膝蓋骨外側下方3寸處，脛骨前緣旁開1橫指，以拇指指腹揉一～三分鐘。

推下七節骨：按摩者以拇指指腹從第四腰椎直推至尾椎，推一～二分鐘。

捏脊：按摩者從龜尾穴至大椎穴，由下而上提捏兒童脊旁1.5寸處，每捏三下，向上提一下，共三～十遍。

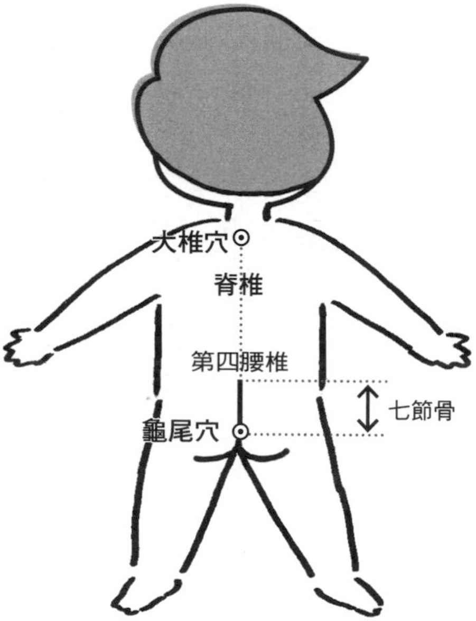

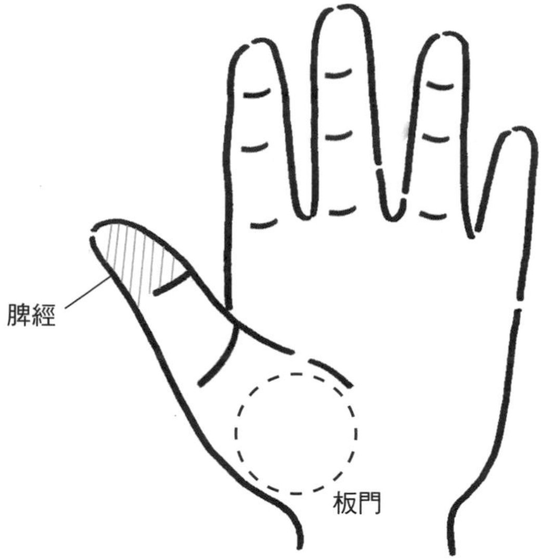

右手手掌張開，虎口圍住膝蓋外緣，四指朝下，食指按在脛骨上，中指尖的位置就是右腿足三里。換左手以同樣方法可以找到左腿足三里。

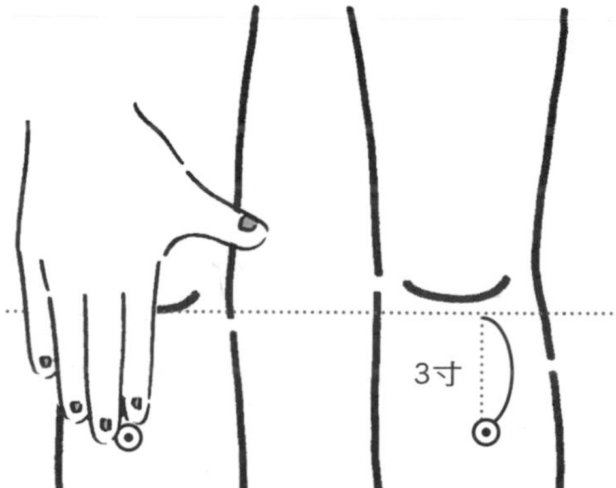

⊙ 足三里穴

位於膝蓋骨外側下方3寸處

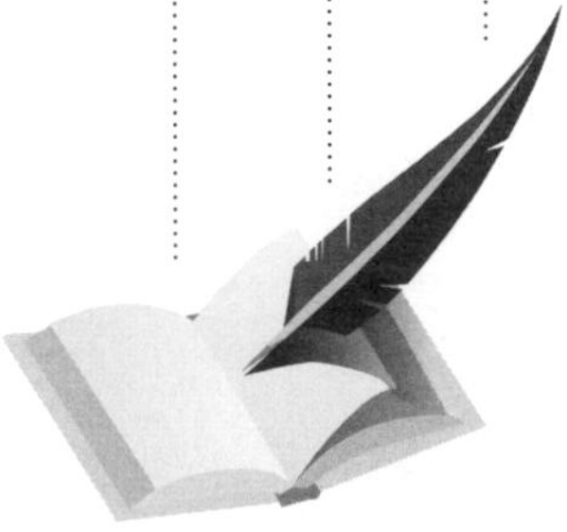

Note

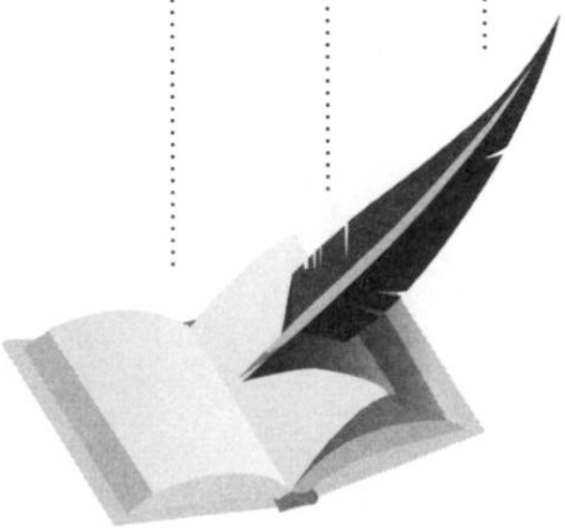

國家圖書館出版品預行編目資料

老中醫給孩子的體質調養書：顧好喉嚨不感冒,營養配餐、穴位按摩這樣做/ 徐榮謙著. -- 初版. -- 新北市：世茂, 2019.03
面； 公分. -- (婦幼館；168)
ISBN 978-957-8799-69-1(平裝)

1.小兒科 2.中醫 3.養生

413.7 108000689

婦幼館168

老中醫給孩子的體質調養書：顧好喉嚨不感冒，營養配餐、穴位按摩這樣做

作　　者 / 徐榮謙
主　　編 / 陳文君
責任編輯 / 李芸
封面製作 / 林芷伊
出 版 者 / 世茂出版有限公司
地　　址 / (231)新北市新店區民生路19號5樓
電　　話 / (02)2218-3277
傳　　真 / (02)2218-3239（訂書專線）、(02)2218-7539
劃撥帳號 / 19911841
戶　　名 / 世茂出版有限公司
世茂網站 / www.coolbooks.com.tw
排版製版 / 辰皓國際出版製作有限公司
印　　刷 / 祥新印刷股份有限公司
初版一刷 / 2019年3月

I S B N / 978-957-8799-69-1
定　　價 / 320元

本書通過成都天鳶文化傳播有限公司代理，經由化學工業出版社正式授權，同意經由世茂出版有限公司出版中文繁體版本。非經書面同意，不得以任何形式任意複製、轉載。本版本不得在中國大陸地區銷售、販賣。